现场急救丛书

运动损伤的
自救与互救

主　编　蒋龙元　张月华

副主编　费立升　张　萍

编　委　陈德利　陈明华　刘　燕

　　　　冯　斌　高志宏　薛林英

　　　　杨　红　高　伟　孙建华

　　　　黄　萍　叶　军

科学技术文献出版社
SCIENTIFIC AND TECHNICAL DOCUMENTATION PRESS

·北京·

（京）新登字 130 号

内　容　简　介

　　近年来，随着体育运动的普及，运动损伤的发病率有所提高。同时，由于人们缺乏运动损伤发生、预防、自救的知识，运动损伤后处理不当，诊断、治疗不及时，对身体健康造成一定影响。伤者及相关人员如能多了解些施救知识，采用正确的急救措施，就能避免病情的进一步恶化，就能转危为安，同时为后送医院治疗做好准备。

　　本书从生活实际出发，介绍了多种体育运动突发伤害的常用急救知识。通过阅读本书，可以帮助读者掌握常见运动损伤的现场救护要领，从容应对突发伤害。本书还可对社区卫生服务人员、乡村基层医务人员的急救实践提供指导。

　　科学技术文献出版社是国家科学技术部系统惟一一家中央级综合性科技出版机构，我们所有的努力都是为了使您增长知识和才干。

前　言

面对突如其来的伤害和疾病，有时人们由于缺乏必要的急救知识而惊慌失措，手忙脚乱，贻误了十分宝贵的抢救时机，致使伤害加重而后悔莫及。因此，只有熟悉急救常识，掌握急救的基本原则、基本步骤、基本技巧和方法，在实施急救时才能够争分夺秒、从容镇定，懂得如何"就地取材"，充分利用现场能够获得的药品和器具，迅速有效地对伤者实施救助。

本书详述了体育运动时突发损伤的病因、症状、现场急救、预防等知识，目的是让读者学习和掌握相关的基本常识，若遇到各种险情或急症，在医护人员尚未赶到或伤者被送入医院之前，可以依照书中所示的方法、步骤施救，完全有可能减少伤害或不至于造成严重后果。

希望本书能帮助读者减少运动伤害的发生，减轻伤害的程度，享受体育运动的快乐，提高生活质量。

编　者

目　　录

1　运动损伤概述 ……………………………………………… (1)

现场急救的原则 ……………………………………… (3)

生命体征的观测 ……………………………………… (4)

（一）意识 ……………………………………… (4)

（二）呼吸 ……………………………………… (6)

（三）脉搏 ……………………………………… (9)

（四）血压 ……………………………………… (11)

（五）瞳孔 ……………………………………… (12)

（六）体温 ……………………………………… (13)

拨打急救电话 ………………………………………… (14)

2　运动损伤的急救方法与技巧 …………………………… (16)

人工呼吸术 …………………………………………… (16)

心肺复苏术 …………………………………………… (19)

止血法 ………………………………………………… (24)

包扎术 ………………………………………………… (32)

固定术 ………………………………………………… (41)

搬运伤者法 …………………………………………… (47)

断肢的转运 …………………………………………… (55)

输氧法 ………………………………………………… (56)

保持支持带法 ………………………………………… (57)

热敷法 ………………………………………………… (58)

冷敷法 ………………………………………………… (59)

3 常见症状的急救………………………………………………… (60)

休克 ……………………………………………………… (60)

虚脱 ……………………………………………………… (62)

中暑 ……………………………………………………… (63)

昏迷 ……………………………………………………… (65)

运动晕厥 ………………………………………………… (66)

运动抽筋 ………………………………………………… (68)

脑震荡 …………………………………………………… (71)

中风 ……………………………………………………… (73)

运动性心律失常 ………………………………………… (75)

低血糖症 ………………………………………………… (78)

高原病 …………………………………………………… (79)

上呼吸道感染 …………………………………………… (82)

破伤风 …………………………………………………… (83)

心源性猝死 ……………………………………………… (85)

运动性心绞痛 …………………………………………… (87)

运动性腹痛 ……………………………………………… (88)

颅脑外伤头痛 …………………………………………… (90)

颈部疲劳性疼痛 ………………………………………… (92)

滑囊炎 …………………………………………………… (93)

腱鞘炎 …………………………………………………… (94)

冈上肌腱炎 ……………………………………………… (97)

胫腓骨疲劳性骨膜炎 …………………………………… (98)

肱骨内上髁炎 …………………………………………… (100)

肱骨外上髁炎 …………………………………………… (102)

紫外线眼炎 ……………………………………………… (104)

腰肌劳损 ………………………………………………… (105)

髌骨劳损 ………………………………………………… (106)

骨骺损伤 ………………………………………………… (108)

旋后肌综合征 ·· (110)

髌骨软化症 ··· (111)

4 外伤的急救 ··· (114)

头部外伤 ·· (114)

撞掉牙齿 ·· (117)

鼻外伤 ·· (118)

眼睛外伤 ·· (118)

鼓膜外伤 ·· (120)

颈部外伤 ·· (121)

挫伤 ·· (122)

拉伤 ·· (123)

冻伤 ·· (125)

刺伤 ·· (127)

指甲受伤 ·· (127)

胸部外伤 ·· (129)

腹部闭合性损伤 ·· (129)

外伤性气胸 ·· (131)

外伤性血胸 ·· (132)

腰肌扭伤 ·· (133)

脊柱损伤 ·· (136)

肝脾破裂 ·· (137)

肾损伤 ·· (138)

阴囊及睾丸损伤 ·· (139)

皮肤擦伤 ·· (140)

日晒伤 ·· (142)

坠落伤 ·· (143)

颈部急性扭挫伤 ·· (144)

胸椎小关节功能紊乱症 ······································ (146)

肩部软组织损伤 ·· (148)

手软组织损伤……………………………………………… (150)

关节韧带损伤……………………………………………… (151)

肌肉损伤…………………………………………………… (152)

股内收肌群损伤…………………………………………… (154)

膝关节半月板损伤………………………………………… (155)

踝扭伤……………………………………………………… (156)

跟腱断裂…………………………………………………… (158)

5 脱臼与骨折的急救 ……………………………………… (159)

下颌关节脱位……………………………………………… (159)

肩关节脱位………………………………………………… (161)

肘关节脱位………………………………………………… (162)

腰椎间盘突出症…………………………………………… (163)

髋关节脱位………………………………………………… (164)

颌骨折裂…………………………………………………… (166)

颈部骨折…………………………………………………… (167)

锁骨骨折…………………………………………………… (167)

四肢骨折…………………………………………………… (169)

肋骨骨折…………………………………………………… (170)

骨盆骨折…………………………………………………… (172)

6 出血的急救 ……………………………………………… (173)

咯血………………………………………………………… (173)

鼻出血……………………………………………………… (175)

血尿………………………………………………………… (177)

脑出血……………………………………………………… (179)

7 其他损伤的急救 ………………………………………… (181)

眼内异物…………………………………………………… (181)

外耳道异物………………………………………………… (182)

水疱··(184)

失温··(185)

雷击伤··(186)

淹溺··(187)

雪崩··(193)

8 运动伤害的康复调理································(196)

中成药··(196)

运动按摩··(199)

拔罐··(209)

针灸··(210)

刮痧··(215)

热熨··(217)

食疗··(220)

伤后康复训练··(224)

附录一 体育运动损伤的预防························(227)

各类体育运动的预防··(227)

自我监督··(234)

自我保护··(236)

创造经常从事体育活动的条件····································(237)

消除疲劳的措施···(239)

附录二 灾难逃生术································(243)

洪水··(243)

地震··(244)

泥石流··(245)

雷电··(245)

车辆落水··(248)

翻船··(248)

空中意外……………………………………………（249）

龙卷风………………………………………………（250）

沙漠中遇险…………………………………………（251）

海啸…………………………………………………（252）

参考文献…………………………………………（253）

1 运动损伤概述

体育运动过程中发生的损伤称为运动损伤。某些运动损伤与运动项目、技术动作特点密切相关。

1. 运动损伤的分类

运动损伤的分类方法较多,常用的有以下几种。

(1)按损伤组织的种类分:如肌肉肌腱损伤、滑囊损伤、关节囊和韧带损伤、骨折、关节脱位、内脏损伤、脑震荡、神经损伤等。

(2)按有无创口与外界相通分:伤部皮肤或黏膜破裂,创口与外界相通,有组织液渗出或血液自创口流出,称为开放性损伤,如擦伤、刺伤等;伤部皮肤或黏膜完整,无创口与外界相通,损伤后的出血积聚在组织内,称为闭合性损伤,如关节韧带扭伤、肌肉拉伤等。

(3)按发病的缓急分:瞬间遭受直接或间接暴力而造成的损伤称为急性损伤,发病急,病程短,症状骤起;因局部长期负担过度,由反复微细损伤积累而成的称慢性损伤,发病缓慢,症状渐起,病程较长。此外,还可因急性损伤处理不当或过早运动而转变为慢性损伤。

2. 运动损伤的原因

(1)思想上不够重视:运动损伤的发生,常与体育锻炼者对预防运动损伤的意义认识不足,思想上麻痹大意及缺乏预防知识有关。

（2）缺乏合理的准备活动：准备活动的目的是进一步提高中枢神经系统的兴奋性，增强各器官系统的功能活动，使人体从相对的静止状态过渡到紧张的活动状态。据有关调查资料分析，缺乏准备活动或准备活动不合理，是造成运动损伤的首位或第二位的原因。

（3）技术上的错误：技术动作的错误，违反了人体结构功能的特点及运动时的力学原理而造成损伤，这是初参加运动训练的人或学习新动作时发生损伤的主要原因。例如，做前滚翻时，因头部不正而引起颈部扭伤；排球传接球时，因手形不正确而引起手指扭挫；投掷运动时，在上臂外展 90°、屈肘 90°（甚至肘低于肩）的错误姿势下出手，引起肩臂肌肉拉伤，甚至发生肱骨投掷骨折等。

（4）运动负荷（尤其是局部负担量）过大：运动时没有充分考虑到人体生理特点，运动负荷超过了人体可以承受的生理负担量，尤其是局部负担过大，引起微细损伤的积累而发生劳损，这是专项训练中造成运动损伤的主要原因。

（5）身体功能和心理状态不良：在睡眠或休息不好、患病受伤或伤病初愈阶段以及疲劳时，肌肉力量、动作的准确性和身体的协调性显著下降，警觉性和注意力减退，反应较迟钝，此时参加剧烈运动或练习较难的动作，就可能发生损伤。

（6）组织方法不当：在训练中，不遵守循序渐进、系统性和个别对待的原则以及比赛的年龄分组原则；在组织方法方面，如人数过多、缺乏保护和自我保护、在非投掷区练习投掷或任意穿越投掷区、组织性纪律性较差，有病或身体不合格的人参加比赛等，这些都可成为受伤的原因。

（7）动作粗野或违反规则：在比赛中不遵守比赛规则，或在训练中相互逗闹，动作粗野，故意犯规等，这是篮球、足球运动中发生损伤的重要原因。

（8）场地设备的缺点：运动场地不平，有小碎石或杂物；跑道太硬或太滑；沙坑没掘松或有小石，坑沿高出地面，踏跳板与地面不平齐；器械维护不良或年久失修，表面不光滑或有裂缝；器械安装不牢固或安放位置不妥当，器械的高低、大小或重量不符合锻炼者的年龄、性别特点，缺乏必要的防护用具（如护腕、护踝、护腰等）；运动时的服装和鞋袜不符合运动卫生要求等。

(9)不良气象的影响:气温过高易引起疲劳和中暑,气温过低易发生冻伤,或因肌肉僵硬,身体协调性降低而引起肌肉韧带损伤;潮湿高热易引起大量出汗,发生肌肉痉挛或虚脱;光线不足,能见度差,影响视力,使兴奋性降低和反应迟钝而导致受伤。

 ## 现场急救的原则

急救是对意外或突然发生的伤病事故,进行紧急的临时性处理。其目的是保护伤病者的生命安全、避免再度伤害、减轻伤病者痛苦、预防并发症,并为伤病者的转运和进一步治疗创造条件。因此,无论何种急性损伤,做好现场急救都是十分重要的。

急救时必须抓住主要矛盾,救命在先,做好休克的防治。骨折、关节脱位、严重软组织损伤或合并其他器官损伤时,伤者常因出血、疼痛而发生休克。在现场急救时,要注意预防休克,若发生休克,必须优先抢救休克。其次,急救必须分秒必争,力求迅速、准确、有效,做到快救、快送医院处理。

为了更好的完成这一任务,还必须遵守以下 6 条原则。

(1)先复后固的原则:是指遇有心跳呼吸骤停又有骨折者,应首先用口对口呼吸和胸外按压等技术使心肺脑复苏,直到心跳呼吸恢复后,再进行固定骨折的原则。

(2)先止后包的原则:是指遇到大出血又有创口者,首先立即用指压、止血带或药物等方法止血,接着再消毒创口进行包扎的原则。

(3)先重后轻的原则:是指遇到垂危的和较轻的伤者时,优先抢救危重者,后抢救较轻的伤者。

(4)先救后送的原则:过去遇到伤者,多数是先送后救,这样常贻误了抢救时机,致使不应死亡者丧失了性命。应颠倒过来,先救后送。在送伤者到医院途中,不要停顿抢救措施,继续观察病伤变化,少颠簸,注意保暖,平安到达目的地。

(5)急救与呼救并重的原则:在遇到成批伤者时,又有多人在场的情况下,应较快地争取到急救外援。

(6)搬运与医护的一致原则:在许多情况下,协调配合不好,途中应该继续抢救却没有得到保障,加之车辆严重颠簸等情况,结果增加了伤者不应有的痛苦和死亡。医护和抢救应在任务要求一致、协调一致、完成任务一致的情况下进行。在运送危重伤者时,就能减少痛苦,减少死亡,安全到达目的地。

 生命体证的观测

在事故现场,作为参与救护的人员不要被当时混乱的场面和危急的情况所干扰。应该沉着镇静地观察伤者的病情,在短时间内作出伤情判断,本着先抢救生命后减少伤残的急救原则,先对伤者的生命体征进行观察判断,包括意识、呼吸、脉搏、瞳孔、血压、体温。

(一)意 识

正常人的意识清晰,对答正确,能够正确地识别时间、地点和人物,能对环境的刺激作出相应的反应。而许多危重的疾病,如严重感染、肝性脑病、酒精中毒、脑血栓、脑出血、脑外伤等,往往会影响大脑的功能活动,从而引起程度不同的意识障碍。

通过观察伤者的意识状态,可以判断病情的严重程度,以便采取合适的对症处理。

1. 意识障碍的表现

(1)意识模糊:这是较轻度的意识障碍,伤者表情淡漠,对自己及周围环境漠不关心,回答问题迟缓而简短,但仍合理。

(2)谵妄:这是一种较意识模糊稍重的意识障碍,除意识模糊外,还常伴有错觉、幻觉、躁动不安、言语杂乱(说胡话),甚至有发狂等精神异常的表现。伤者对人物、地点、时间的定向力可丧失。

(3)昏睡:伤者处于熟睡状态,不易唤醒。即使强行弄醒,又会很快入睡。唤醒时,伤者能睁眼看人但缺乏表情,回答问题言语含糊不清,甚至答非所问,定向力也可丧失。

(4)昏迷:这是严重的意识障碍,意识完全丧失。呼唤及强烈刺激时,伤者也不能清醒。

昏迷是最严重的意识障碍,其严重程度可分为如下3种。

①浅昏迷:伤者无随意运动,处于被动体位。对周围事物及声、光刺激均无反应,但对强烈的刺激有反应。呼吸、脉搏、血压无明显变化,但大、小便可有滞留或失禁。

②中度昏迷:伤者对强烈刺激稍有反应,角膜反射减弱,瞳孔反射迟钝。意识障碍的程度极不稳定,病情在不断变化。

③深昏迷:伤者肌肉松弛,对各种刺激均无反应。吞咽反射、咳嗽反射、角膜反射及瞳孔反射均消失,大小便失禁或潴留。机体仅能维持最基本的生命活动。

2. 伤者意识的判断

判断伤者意识是否丧失应在5~10秒内完成,方法如图1-1所示。

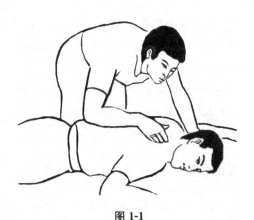

图 1-1

抢救者可轻拍或轻摇伤者的肩部,高声喊叫:"喂,你怎么啦?";如果认识伤者,则最好直接呼喊其姓名。如无反应,也可用刺激的方法如用手指甲掐压伤者的人中、合谷穴6秒,方法如图1-2所示。

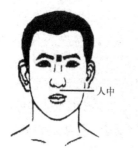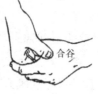

人中　合谷

图 1-2

伤者一旦出现眼球活动或四肢活动及疼痛反应,立即停止掐压穴位。严禁摇动伤者头部,以免损伤颈椎。若现场有亲人或旁人提供伤者意识丧失的可靠信息,可省略以上步骤。

(二)呼 吸

呼吸是人体内外环境之间进行气体交换的必需过程,人体通过呼吸而吸进氧气、呼出二氧化碳,从而维持正常的生理功能。正常成年人每分钟呼吸 16～20 次,呼吸与脉搏的比是 1∶4,即每呼吸 1 次,脉搏搏动 4 次。小儿呼吸比成人快,每分钟可达 20～30 次。新生儿的呼吸频率可达每分钟 44 次。

人体正常呼吸运动有两种方式:男性及儿童的呼吸以膈肌运动为主,胸廓下部及上腹部的动作比较明显,称为腹式呼吸;女性呼吸时肋间肌的运动较为重要,称为胸式呼吸。

1. 异常呼吸的表现

(1)呼吸增快:成人每分钟呼吸超过 24 次,常见于发热、哮喘、心力衰竭、贫血等疾患。

(2)呼吸困难:伤者感到呼吸费力,烦躁不安,鼻翼扇动,呼吸急促,张口抬肩,口唇及面部发绀,出冷汗。常见于哮喘、肺部疾患、呼吸道阻塞以及严重的贫血、休克、大出血时出现的血氧含量降低等。

(3)潮式呼吸:呼吸由浅慢逐渐变为深快,达到一定程度以后,再变为浅慢,甚至停顿5～30秒钟,然后再由浅慢加强。如此反复,如潮水涨落。多见于重症脑缺氧、严重心脏病、尿毒症晚期等危重伤者。

(4)呼吸减慢:每分钟呼吸次数在10次以下。常见于颅脑病变(如脑外伤、脑血栓、脑出血、脑肿瘤等)、腹膜炎、镇静安眠药中毒等。

(5)深大呼吸:表现为呼吸深而慢,这是呼吸中枢功能严重障碍的表现。常见于糖尿病所致的代谢性酸中毒、尿毒症、肝性脑病等。

(6)间停呼吸:表现为呼吸几次后,突然停止呼吸,间隔一个短的时期后,又开始呼吸,周而复始地间断呼吸。常见于中枢神经系统疾病(如脑炎、颅内压增高等)、某些中毒等。

2. 伤者呼吸的判断

(1)将伤者放置心肺复苏体位:将伤者仰卧使头、颈、躯干无扭曲,平卧有利于血液回流,并泵入脑组织,以保证脑组织血供。翻动伤者时务使头、肩、躯干、臀部同时整体转动,防止扭曲。翻动时尤其注意保护颈部,抢救者一手托住其颈部,另一手扶其肩部,使伤者平稳地转动为仰卧位,方法如图1-3所示。抢救者跪于伤者肩旁,将伤者近侧的手臂直举过头,拉直其双腿或使膝略呈屈曲状。

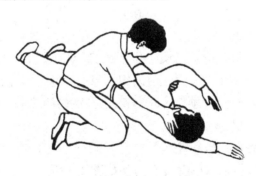

图 1-3

(2)畅通呼吸道:凡意识丧失的伤者,即使有微弱的自主呼吸,均可由于舌根回缩或坠落,而不同程度地堵塞呼吸道入口处,使空气难以或无法进入肺部,这时应立即通畅呼吸道。

①仰头举颏法(或仰头举颌法):抢救者一只手的小鱼际肌放置于伤者的前额,用力往下压,使其头后仰,另一只手的示指、中指放在下颌骨下方,将颏部向上抬起,方法如图 1-4 所示。这是一种最常用的开放呼吸道徒手操作法,但操作时应注意手指不要压迫颏下软组织,以防呼吸道受压;也不要压迫下颏,使口腔闭合;有假牙者不必取出,因举颏可使牙托复位,有利于人工呼吸。

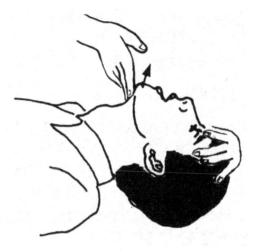

图 1-4

②双手抬颌法:抢救者位于伤者头侧,双肘支持在伤者仰卧平面上,双手紧推双下颌角,下颌上移,拇指牵引下唇,使口微张,方法如图 1-5 所示。此法适用于颈部有外伤者,因此法易使抢救者操作疲劳,也不易与人工呼吸相配合。

③仰头抬颈法:抢救者跪于伤者头侧,一手置于伤者前额使其头后仰,另一手放在颈后,托起颈部,方法如图 1-6 所示。注意不要过度伸展颈椎;有假牙须取出,以防松动的牙托堵塞呼吸道。

(3)判断呼吸情况:在开放呼吸道以后,抢救者可将自己的耳贴近伤者口鼻,或侧头注视胸腹部,从以下 3 个方面判定呼吸是否存在。

①看:伤者胸部或上腹部是否有呼吸起伏。

②听:伤者口鼻有无出气声,方法如图 1-7 所示。

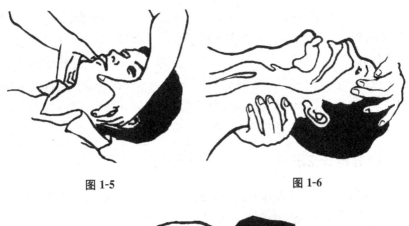

图 1-5   图 1-6

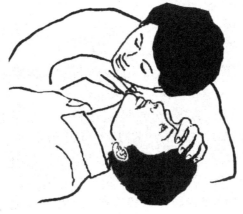

图 1-7

③感觉:抢救者面颊部有无气体吹拂感,如断定伤者有呼吸,则保持呼吸道通畅,并置伤者于昏迷体位;若无呼吸,需保持伤者于仰卧位,并进行人工呼吸。

(三)脉 搏

正常情况下,由于心脏的跳动使全身各处动脉管壁产生有节律的搏动,这种搏动称为脉搏。正常脉搏次数与心跳次数相一致,而且节律均匀、间隔相等。

脉搏的次数一般随年龄的增长而减慢,婴儿每分钟可达 130～150

次,儿童为每分钟110～120次,成人为每分钟60～100次,老年人可慢至每分钟55～75次。正常人在运动后、饭后、酒后、精神紧张及兴奋时均可使脉搏一时性增快,但很快可恢复正常水平。长期进行体育锻炼的人或运动员的脉搏较一般人要慢。此外,白天人们进行各种活动,使血液循环加快,故脉搏快些;夜间睡眠时,血液循环减慢,故脉搏慢些。

检查脉搏时要注意其速率、节律以及强弱变化等。

1. 脉搏异常表现

(1)脉率增快:成人脉搏在每分钟100次以上。常见于发热、贫血、冠心病、甲状腺功能亢进等。

(2)脉率减慢:成人脉搏在每分钟60次以下。常见于房室传导阻滞、颅内压增高等。

(3)脉律不整:即脉搏快慢不一。多见于心脏疾病(如心房纤颤等)。

(4)脉微欲绝:即脉搏十分微弱。多见于大出血、病情危重时。

(5)交替脉:交替脉为一种节律正常而交替出现的一强一弱的脉搏,这是心脏的收缩一强一弱交替出现的结果。它的出现常表示有损害,可见于高血压性心脏病和冠状动脉硬化性心脏病。

此外,高热伤者体温每升高1℃,脉搏可增加10次左右,如体温很高,脉搏却不快或增快很少,应当注意检查是否患了伤寒病。

2. 伤者脉搏的判断

检查脉搏通常选用较表浅的动脉,最常采用的部位是靠拇指一侧手腕部的桡动脉。如因某些特殊情况而不能触摸此处时,可选用位于耳前的颞浅动脉、颈部两侧的颈动脉以及肱动脉、股动脉、足背动脉等。

(1)触:用食指和中指轻轻地触及运动员手腕桡侧的动脉,如果感觉不清楚,可以触摸运动员颈动脉,方法如图1-8所示。对于危重运动员无法摸清脉搏时,可将耳紧贴伤者左胸壁听心跳。如果脉搏消失了,要马上做胸外心脏挤压进行抢救。

(2)看:头部、胸腹、脊柱、四肢,有否内脏损伤、大出血、骨折等,都

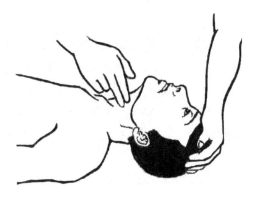

图 1-8

是重点判定项目。

(3)摸:婴儿应摸颈动脉有无搏动及强弱。

(4)量:收缩压不小于 12kPa(90mmHg)。

(四) 血 压

血压是血液在血管内流动时对血管壁的侧压力,正常成人血压较稳定,波动范围小,平静状态下,收缩压低于 130mmHg,舒张压低于 85mmHg。40 岁以后,年龄每增长 10 岁,收缩压可增高 10mmHg,小儿血压比成人低。

1. 测量血压的用品

听诊器和血压计,常用血压计有:水银柱式、指针(弹簧)式、电子式。

2. 测量血压的方法

(1)测量前先检查血压计有无破损,水银柱平面是否在"0"位(指针血压计相同)。

(2)伤者坐位或卧位均可,露出一侧上臂,衣袖不宜太紧,伸直肘部手掌向上平放。

(3)将袖带内气体排尽,平整松紧适宜地在肘窝上 2～3 厘米处缠绕于上臂,固定好。

(4)将听诊器放在肘窝摸到的肱动脉搏动处,戴上听诊器,关紧血压计气门,捏皮球打气,见水银柱(或弹簧指针)上升到约 180mmHg 处,然后慢慢放开气门,使水银柱缓缓下降。当听到第一声搏动时,水银柱(或指针)所指刻度即为收缩压(俗称高压)。继续缓缓放气,直到搏动声音突然变弱或消失,此时水银柱(或指针)所指刻度即为舒张压(俗称低压)。

(5)测量完毕应关闭水银柱开关,以防水银外溢。收拾物品,记录所测量的结果。

(五)瞳 孔

瞳孔是眼睛虹膜中央的孔洞,直径 3~4 毫米。正常人的瞳孔为圆形,两侧大小相等,如图 1-9 所示。观察瞳孔的变化,对了解一些疾病,特别是颅内的疾病及中毒性疾病的变化,对危重伤者的诊断和急救等具有重要意义。

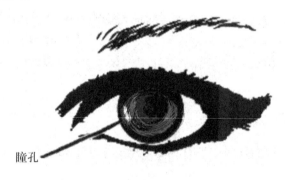

瞳孔

图 1-9

观察瞳孔时,可用拇指和示指分开上下眼睑,露出眼球,仔细观察瞳孔的大小、形状、两侧是否对称。然后用手电筒来检查瞳孔对光线刺激的反应,正常人的瞳孔对光线刺激反应灵敏,当手电筒光线照射时,双侧瞳孔立即缩小,光源移开后瞳孔迅速恢复原状。若用手掌隔开两眼,用手电筒光照射一侧瞳孔时,另一侧瞳孔也会立即缩小。

(1)两侧瞳孔散大：可见于颅脑外伤、颅内压增高、药物影响（阿托品、颠茄等药品作用、中毒）、濒死状态。

(2)两侧瞳孔缩小：可见于中毒（有机磷农药、镇静催眠药、毒草中毒）、药物反应（毛果芸香碱、吗啡等）。

(3)两侧瞳孔不等大：常提示有颅内病变，如脑外伤、脑肿瘤、脑疝等。

(4)对光反应迟钝或消失：常见于昏迷伤者。

(5)瞳孔散大、固定、对光反应消失：如果同时伴有心跳、呼吸停止，则表明伤者已死亡。

（六）体 温

体温是指人体的温度。正常人的体温为37℃左右，可随着人的生理状态、昼夜时差、年龄、性别、环境等不同而稍有波动。一般情况下，早晨4～6时体温最低，午后5～6时体温最高，但在24小时之内，体温变化不超过1℃。小儿体温比成年人稍高，老年人体温稍低，女性在月经期前或妊娠期略高，行经期中体温最低。测体温应在饭后半小时、安静状态下进行。检查体温的变化，可以为判断和治疗疾病提供重要参考。

1. 测量方法

体温测量常用的方法有口腔测量法、腋下测量法和肛门测量法3种。用于口腔测量的体温表叫口表，用于腋下测量的体温表叫腋表，用于肛门测量的体温表叫肛表。用哪种测量方法，测量前都应将体温表内的水银柱甩至35℃以下。

(1)口腔测量法：将口表消毒、擦干，将口表水银头端放于伤者舌下，让伤者紧闭口唇，切勿用牙咬，也不要说话，以免体温表被咬碎或脱落。3分钟后取出，在光亮处，将体温表横持，并慢慢转动，观察水平线位置的水银柱所在刻度。正常的口腔温度为36.2～37.2℃。

(2)腋下测量法：将腋表轻轻放入伤者腋下，使水银头端位于腋窝的顶部，让伤者夹紧腋窝。5～10分钟后取出，查看方法同口表。正常腋下体温为 36～37℃。

(3)肛门测量法:让伤者屈膝侧卧或俯卧,露出臀部,将涂有凡士林或肥皂液的肛表的水银端轻轻插入肛门内 3～4 厘米。3 分钟后取出,用软纸擦净体温表后,读出体温刻度。正常肛门体温为36.5～37.7℃。

2. 影响测量准确体温的因素

(1)未将水银柱甩至 35℃以下,测出的仍是上次体温。

(2)腋下有汗或未夹紧、不足 5 分钟,测出体温比实际体温低。

(3)刚喝完热水或附近有热水袋或其他热源,测出体温会比实际体温高。

(4)剧烈活动后、精神紧张、洗澡后都能使体温一次性升高一些。体温低于正常体温称为体温过低,常见于休克、急性大出血、慢性消耗性疾病、年老体弱、在低温环境中暴露过久等。体温高于正常体温称为发热。根据性质的程度,可分低热(体温在 37.5～38.5℃)、中度发热(体温在 38.5～39℃)、高热(体温在 39～40℃)和超高热(体温在 40℃以上)。

拨打急救电话

拨打"120"或与附近急救站或医院值班室联系,使急救车在最短时间赶到,抢救运动员。

(1)打电话首先讲什么:如果参加救护的人多,在前述的急救处理中,可以抽人打电话。可是不少人由于紧张在打电话叫救护车时常常语无伦次,因而不能像所想的那样讲清楚。因此,虽然打了电话,却不能准确地说明情况,对方仍不可能了解伤者的病情。所以,把事故和运动员的情况正确而又清楚地告诉医生,也是在急救工作中应当记住的重要事情。

(2)牢记要领

①报告需救护的事故、伤病情况。

②伤者姓名、地址、地址标记(以便寻找)。若住所较偏僻,最好能

有家人到附近路口迎候急救车,以减少寻找时间。

③明确说明发生了什么事故,几人受伤或者什么病,什么症状。

④电话号码。

⑤如有时间,还可报告已在进行什么样的紧急处理。若不知道该怎样处理,也不妨用电话请教处理方法。

(3)此时可以不必一定要让救护车把伤者送往想去的医院或常去看病的医院。

(4)很多人,一说入院治疗,就要带很多日用品如毛毯、睡衣之类的,其实,在紧急时,根本没有找这些东西的时间,最主要的是尽快地去医院看病。

(5)给伤者作了急救处理,又叫来救护车把伤者送到了医院好像可以放心了。但此时,决不可放松警惕,而应当把伤者病倒时的状况,已做过什么应急处理,以及过去患过什么病等向医生作详细报告。医生根据报告才好找病因,才能尽早进行相应的适当的治疗。

2 运动损伤的急救方法与技巧

急救的首要步骤是保证及维持伤病者的呼吸和血液循环功能。救治呼吸和心跳停止的伤病者,必须通过胸部按压结合人工呼吸同时进行,这种保持伤病者生命的急救方法称为"心肺复苏术"。

在救护车、专业人员到来之前,对伤病者及时实施紧急救助,伤病者的获救几率要比没有进行救助的高 5 倍左右!

人工呼吸术

人工呼吸就是人为地帮助伤病者进行被动呼吸,达到气体交换,促使伤病者恢复自主呼吸的目的。人工呼吸术对于呼吸骤停者的抢救非常重要。实践表明,伤病者呼吸停止后,若能及时采用人工呼吸术,往往会收到起死回生的效果。

常用的人工呼吸法有:口对口吹气法、口对鼻吹气法、举臂压胸人工呼吸法和举臂压背人工呼吸法等几种。

1. 口对口吹气法

首先,摆好体位。伤病者仰卧在坚硬平面上,抢救者双腿自然分开与肩同宽或立于伤病者一侧的头部水平位。

其次,畅通伤病者的呼吸道,这是复苏成功的重要一环。先将伤病者衣扣、衣领、领带、胸罩、围巾等解开,最好能暴露胸部或仅留内衣(气温低时注意保暖)。同时迅速清除伤病者口鼻内的污泥、土块、痰、呕吐物及假牙等,给伤病者仰头举颏。抢救者把一手置伤病者前额并下压,使其头后仰。另一手食、中二指放于伤病者靠近颏部的下颌骨下方,将下巴颏抬起,帮助头后仰,方法如图1-4所示。

后仰程度以下颌角和耳垂连线与地面垂直为宜,过度后仰也不好。注意手指不要深压颏部软组织,以免阻塞呼吸道。不能过度上举下颏,以免口腔闭合。仰头举颏为的是防止舌肌松弛、舌根后坠堵塞气道。畅通气道要在3～5秒完成,并保持心肺复苏全过程。

第三,口对口吹气。抢救者按压伤病者前额之手的拇、食指,捏住伤病者两个鼻孔(捏紧鼻翼下端),以防止吹气时气体从鼻孔跑掉。同时深吸一口气,张开口用双唇把伤病者的嘴完全包住,以防漏气,然后缓慢而持续地吹气。一次吹完气,立即抬起口,与伤病者嘴巴脱离,手也松开鼻孔,并侧转头吸入新鲜空气,以便做下一次吹气。吹气的同时,用眼观察伤病者胸部膨起,并随气体排出而下降,有气流从伤病者口内排出,即方法正确,人工呼吸有效,方法如图2-1所示。

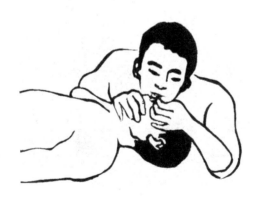

图 2-1

开始抢救时,首次向伤病者口内吹气2次,每次吹入气体量800～1200毫升,吹气1～1.5秒,每5秒吹气1次,每分钟吹气12～16次。

如伤病者牙关紧闭,口腔内有严重损伤时可用口对鼻吹气法进行人工呼吸。吹气时应畅通呼吸道,使伤病者口部紧闭,深吸气后向伤病者鼻孔内吹气。呼气时,使伤病者口张开,以利气体排出。

2. 口对鼻吹气法

如果遇到伤病者牙关紧闭,张不开口,无法进行口对口人工呼吸时,可采用口对鼻吹气法。口对鼻吹气法与口对口吹气法基本相同,只是将气由伤病者的鼻孔吹入,同时将伤病者的嘴捏紧,防止漏气。在进行口对鼻吹气前,先要将伤病者鼻内污物清除干净,以防止阻塞气道。

实施口对口及口对鼻吹气法时,最好能用纱布或手帕与伤病者的口鼻隔一下,避免急救者口与伤病者直接接触。

3. 举臂压胸人工呼吸法

将伤病者仰卧位,两上肢分别平放于躯干两侧,急救者双膝跪在伤病者头顶端,用双手握住伤病者的两前臂(接近肘关节的地方),并将其双臂向上拉,与躯体呈直角,方法如图2-2所示。

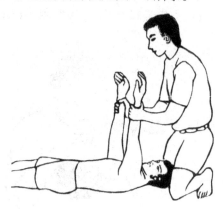

图 2-2

将双臂向外拉,使伤病者的肢体呈十字状,维持此姿势 2 秒钟,使伤病者的胸廓扩张,引气入肺(即吸气);接着再将伤病者的两臂收回,使之屈肘放于胸廓的前外侧,对着肋骨施加压力,方法如图2-3所示。

持续 2 秒钟,使其胸廓缩小挤气出肺(即呼气)。如此往复,直至伤病者恢复自主呼吸或确诊死亡为止。伸臂压胸的频率为每分钟 14～16 次。

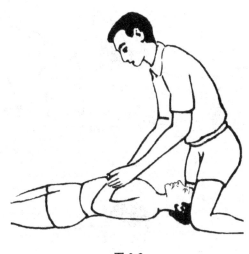

图 2-3

4. 举臂压背人工呼吸法

伤病者取俯卧位,头偏向一侧,腹部稍垫高,两臂伸过头或一臂枕在头下,使胸廓扩大。急救者跪在伤病者头前,双手握住其两上臂(接近肘关节的地方),并向上拉过其头部,使空气进入肺内,然后将两臂放回原位;急救者双手撑开,压迫伤病者两侧肩胛部位,使其肺内的气体排出,方法如图 2-4、图 2-5 所示。如此反复进行。

心肺复苏术

由于运动中的意外疾病、触电、溺水、窒息或其他原因,使心脏突然停止跳动,称为心脏骤停。

一旦发现伤病者的心脏骤停,应迅速将伤病者仰卧,抢救者用半握

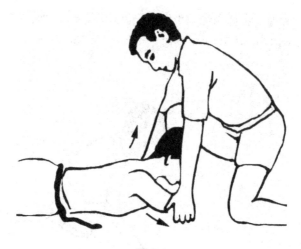

图 2-4

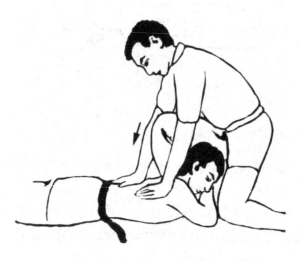

图 2-5

拳在伤病者的心前区上反复敲击。如果敲击 3～5 次心脏搏动仍未恢复，则应立即改换胸外心脏按压术抢救。

1. 单人心肺复苏术

当出现危重伤病者时，或在野外的事故发生地，都可能只有一个人在场,掌握单人心肺复苏抢救法,对伤病者进行适当的处理,可使之免于不幸。

（1）操作要领

①首先判定伤病者神志是否丧失。如果无反应,一面呼救,一面摆好伤病者体位,打开气道。

②如伤病者无呼吸,即刻进行口对口吹气 2 次,然后检查颈动脉,如脉搏存在,表明心脏尚未停搏,无需进行体外按压,仅做人工呼吸即可,按每分钟 12 次的频率进行吹气,同时观察伤病者胸廓的起落。1 分钟后检查脉搏,如无搏动,则人工呼吸与心脏按压同时进行。

抢救者面对伤病者,跪在其身体一侧。抢救者两肘关节伸直,双手重叠,将手掌腕部压在伤者胸骨中线下段、两乳之间。抢救者靠自己的臂力和体重有节律地向脊柱方向垂直下压后突然放松,如此反复进行,方法如图 2-6、图 2-7 所示。

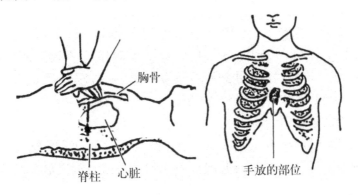

胸骨

脊柱　心脏

手放的部位

图 2-6

每分钟挤压 60～80 次。抢救者在伤病者胸部加压时,不可用力过猛,动作切忌粗暴。同时,挤压位置要正确,若位置过左过右或过高过低,则不仅达不到救治目的,反而容易折断伤病者肋骨或损伤其内脏。

另外,为避免在心脏按压时伤病者呕吐物倒流或吸入气管,在做胸外心脏按压前,应将伤病者的头部放低些,并使其面部偏向一侧。

③按压和人工呼吸同时进行时,其比例为 15∶2,即 15 次心脏按

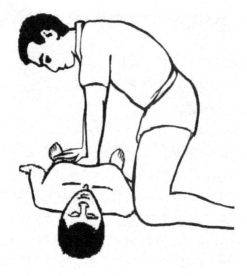

图 2-7

压,2次吹气,交替进行。操作时,抢救者同时计数1、2、3、4、5、……、15次按压后,抢救者迅速倾斜头部,打开气道,深呼气,捏紧伤病者鼻孔,快速吹气2次。然后再回到胸部,重新开始心脏按压15次。如此反复进行,一旦心跳开始,立即停止按压。

(2)注意事项

①单人进行心肺复苏抢救1分钟后,可通过看、听和感觉来判定有无呼吸。以后每4~5分钟检查1次。操作时,中断时间最多不得超过5秒钟。

②一旦心跳开始,在立即停止心脏按压,同时尽快把伤病者送往医院继续诊治。

2. 双人心肺复苏术

双人心肺复苏法是指两人同时进行徒手操作,即一人对伤病者进行心脏按压,另一个进行人工呼吸。

(1)操作要领

①双人抢救的效果要比单人进行的效果好。按压速度为1分钟

60次。心脏按压与人工呼吸的比例为5∶1,即5次心脏按压,1次人工呼吸,交替进行。

②一人做4次胸外心脏按压后,另一人做口对口人工呼吸2次,方法如图2-8所示。如此反复进行,直到伤病者恢复呼吸、心跳或确诊死亡为止。

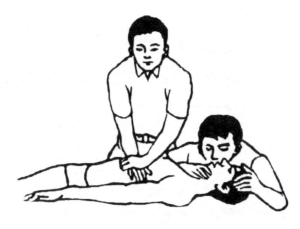

图 2-8

(2)注意事项

①操作时,中断时间最多不得超过5秒。

②什么时候停止心脏按压好呢? 首先触摸伤病者的手足,若温度略有回升的话,则进一步检查颈动脉搏动,也是心跳开始的证据,此时应立即停止心脏按压。

3. 心肺复苏有效的指标

经现场心肺复苏后,可根据以下几条指标考虑是否有效。

(1)瞳孔:伤病者若瞳孔由大变小,复苏有效;反之,瞳孔由小变大、固定、角膜混浊,说明复苏失败。

(2)面色:伤病者面色由发绀转为红润,复苏有效;变为灰白或陶土色,说明复苏无效。

(3)颈动脉搏动:按压有效时,每次按压可摸到伤病者1次搏动;如停止按压,脉搏仍跳动,说明心跳恢复;若停止按压,搏动消失,应继续进行胸外心脏按压。

(4)意识:复苏有效,可见伤病者有眼球活动,并出现睫毛反射和对光反射,少数伤病者开始出现手脚活动。

(5)自主呼吸:伤病者出现自主呼吸,复苏有效,但呼吸仍微弱者应继续口对口人工呼吸。

4. 心肺复苏终止的指标

一旦进行现场心肺复苏,急救人员应负责任,不能无故中途辍止。又因心脏比脑较耐缺氧,故终止心肺复苏应以心血管系统无反应为准。若有条件确定下列指征,且进行了 30 分钟以上的心肺复苏,才可考虑终止心肺复苏。

(1)脑死亡

①伤病者深度昏迷,对疼痛刺激无任何反应。

②伤病者自主呼吸持续停止。

③伤病者瞳孔散大固定。

④伤病者脑干反射全部或大部分消失,包括头眼反射、瞳孔对光反射、角膜反射、吞咽反射、睫毛反射消失。

(2)伤病者无心跳和脉搏。

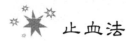 **止血法**

血液是维持生命的重要物质,成年人血容量约占体重的 8％,即 4000～5000 毫升,如出血量为总血量的 20％(800～1000 毫升)时,会出现头晕、脉搏增快、血压下降、出冷汗、肤色苍白、少尿等症状,如出血量达总血量的 40％(1600～2000 毫升)时,就有生命危险。出血伤病者的急救,只要稍拖延几分钟就会造成危及生命的后果。因此,外伤出血是最需要急救的危重症之一,止血术是外伤急救技术之首。

外伤出血分为内出血和外出血,外出血是现场急救重点。伤病者胸部内出血,取半坐位;腹腔内出血,下肢抬高。外出血分为动脉出血、静脉出血、毛细血管出血。伤病者动脉出血时,血色鲜红,有搏动,量多,速度快;静脉出血时,血色暗红,缓慢流出;毛细血管出血时,血色鲜红,慢慢渗出。

现场止血术常用的有 5 种,使用时要根据具体情况,可选用其中的一种,也可以把几种止血法结合一起应用,以达到最快、最有效、最安全的止血目的。

1. 指压动脉止血法

适用于头部和四肢某些部位大出血的伤病者。方法为用手指压迫伤口近心端动脉,将动脉压向深部的骨头,阻断血液流通。这是一种不要任何器械、简便、有效的止血方法,但因为止血时间短暂,常需要与其他方法结合进行。

(1)头面部指压动脉止血法:头面部的止血动脉,如图 2-9 所示。

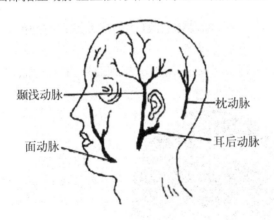

颞浅动脉
面动脉
枕动脉
耳后动脉

图 2-9

①指压颞浅动脉:适用于一侧头顶、额部的外伤大出血,方法如图 2-10 所示。在伤病者伤侧耳前,一只手的拇指对准下颌关节压迫颞浅动脉,另一只手固定伤病者头部。

②指压面动脉:适用于颜面部外伤大出血,方法如图 2-11 所示。用一只手的拇指和示指或拇指和中指分别压迫伤病者双侧下额角前约

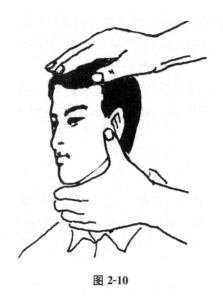

图 2-10

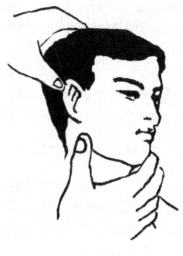

图 2-11

1厘米的凹陷处,阻断面动脉血流(因为面动脉在颜面部有许多小支相互吻合,所以必须压迫双侧)。

(2)一指压耳后动脉:适用于一侧耳后外伤大出血,方法如图 2-12 所示。用一只手的拇指压迫伤病者伤侧耳后乳突下凹陷处,阻断耳后动脉血流,另一只手固定伤病者头部。

(3)指压枕动脉:适用于一侧头后枕骨附近外伤大出血,方法如图 2-13 所示。用一只手的四指压迫伤病者耳后与枕骨粗隆之间的凹陷处,阻断枕动脉的血流,另一只手固定伤病者头部。

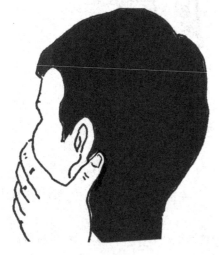

图 2-12

2. 四肢指压动脉止血法

(1)指压肱动脉:适用于一

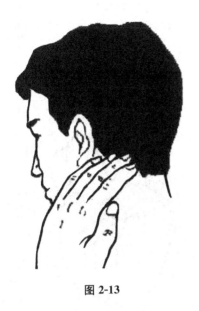

图 2-13

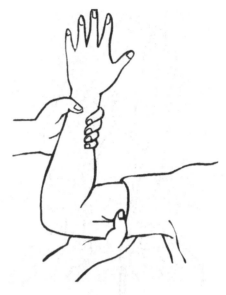

图 2-14

侧肘关节以下部位的外伤大出血,方法如图 2-14 所示。用一只手的拇指压迫伤病者上臂中段内侧,阻断肱动脉血流,另一只手固定伤病者手臂。

(2)指压桡、尺动脉:适用于手部大出血,方法如图 2-15 所示。用两手的拇指和示指分别压迫伤病者伤侧手腕两侧的桡动脉和尺动脉,阻断血流(因为桡动脉和尺动脉在手掌部有广泛吻合支,所以必须同时压迫双侧)。

(3)指压指(趾)动脉:适用于手指(脚趾)大出血,方法如图 2-16 所示。用拇指和示指分别压迫伤病者手指(脚趾)两侧的指(趾)动脉,阻断血流。

(4)指压股动脉:适用于一侧下肢的大出血,方法如图 2-17 所示。用两手的拇指用力压迫伤病者伤肢腹股沟中点稍下方的股动脉,阻断股动脉血流。伤者应该处于坐位或卧位。

(5)指压胫前、后动脉:适用于一侧脚的大出血,方法如图 2-18 所示。用两手的拇指和示指分别压迫伤病者伤脚足背中部搏动的胫前动脉及足跟与内踝之间的胫后动脉。

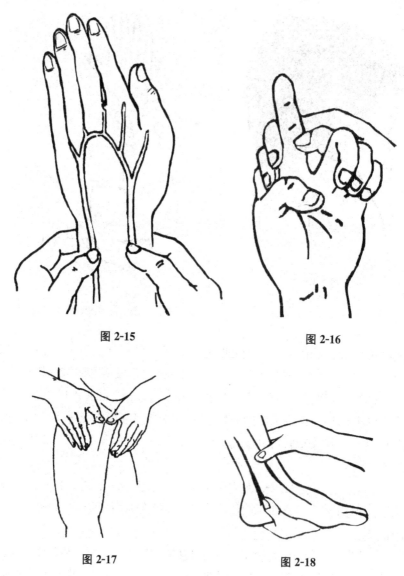

图 2-15

图 2-16

图 2-17

图 2-18

3. 直接压迫止血法

适用于较小伤口的出血,方法如图 2-19 所示。用无菌纱布直接压迫伤口处,压迫约 10 分钟。

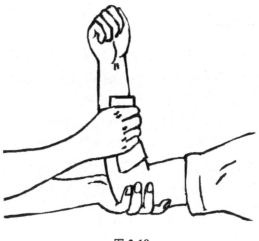

图 2-19

4. 加压包扎止血法

适用于各种伤口,是一种比较可靠的非手术止血法。方法如图 2-20所示。先用无菌纱布覆盖压迫伤口,再用三角巾或绷带用力包扎,包扎范围应该比伤口稍大。这是一种目前最常用的止血方法,在没有无菌纱布时,可使用消毒卫生巾、餐巾等替代。

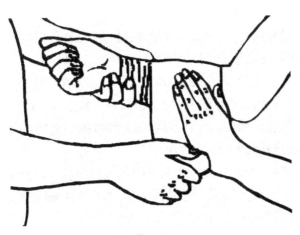

图 2-20

5. 止血带止血法

止血带止血法只适用于四肢大出血,当其他止血法不能止血时才用此法。止血带有橡皮止血带(橡皮条和橡皮带)、气性止血带(如血压计袖带)和布制止血带。其操作方法各不相同。

(1)橡皮止血带,方法如图 2-21 所示。抢救者左手在离带端约 10 厘米处由拇指、示指和中指紧握,使手背向下放在伤病者扎止血带的部位,右手持带中段绕伤肢一圈半,然后把带塞入左手的示指与中指之间,左手的示指与中指紧夹一段止血带向下牵拉,使之成为一个活结,外观呈 A 字型。

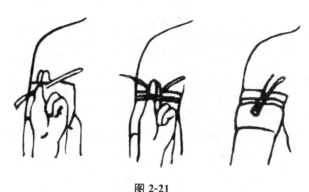

图 2-21

(2)气性止血带:常用血压计袖带,操作方法比较简单,只要把袖带绕在伤病者扎止血带的部位,然后打气至伤口停止出血。

(3)布制止血带:方法如图 2-22 所示。将三角巾折成带状或将其他布带绕伤病者伤肢一圈,打个蝴蝶结;取一根小棒穿在布带圈内,提起小棒拉紧,将小棒依顺时针方向绞紧,将绞棒一端插入蝴蝶结环内,最后拉紧活结并与另一头打结固定。

(4)注意事项:止血带止血法是四肢大出血损伤时救命的重要手段,但用法不当,也可出现严重的并发症,如肢体缺血环死、急性肾衰竭等,因此,必须注意以下几点:

①部位:上臂外伤大出血应扎在上臂上 1/3 处,前臂或手大出血应

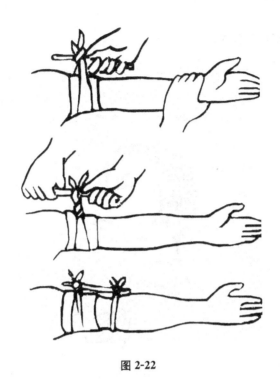

图 2-22

扎在上臂下 1/3 处,不能扎在上臂的中 1/3 处,因该处神经走行贴近肱骨,易被损伤。下肢外伤大出血应扎在股骨中下 1/3 交界处。

②衬垫:使用止血带的部位应该有衬垫,否则会损伤皮肤。止血带可扎在衣服外面,把衣服当衬垫。

③时间:为防止远端肢体缺血坏死,在一般情况下,上止血带的时间不超过 2～3 小时,每隔 40～50 分钟松解 1 次,以暂时恢复血液循环,松开止血带之前应用手指压迫止血,将止血带松开 1～3 分钟之后再另一稍高平面绑扎,松解时,仍有大出血者,不再在运送途中松放止血带,以免加重休克。

④严禁用电线、铁丝、绳索代替止血带。

⑤上止血带只是一种应急措施,而不是最终的目的,因此,上了止血带后还需到医院请外科或急诊科医师处理,才不致于发生生命危险。

6. 填塞止血法

适用于颈部和臀部较大而深的伤口,方法如图 2-23 所示。先用镊子夹住无菌纱布塞入伤口内,如一块纱布止不住出血,可再加纱布,最后用绷带或三角巾绕伤病者颈部至对侧臂根部包扎固定。

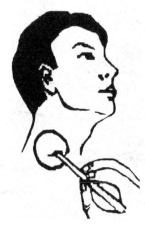

图 2-23

包扎术

外伤造成的伤口很容易被污染,不仅在局部可引起感染化脓,而且可以引起全身性感染。因此,必须及时包扎好伤口。包扎好伤口不仅可以保护伤口、避免感染,而且还可以固定敷料或药品、伤骨,并起到加压止血的作用。

发生外伤事故后,应迅速暴露伤病者伤口,检查伤口情况。可以根据受伤的部位,解开纽扣、裤带、胸罩,或卷起袖口、裤管。如果情况危急,可将伤处的衣服剪开或撕开。如果伤者没有大出血,可以先用75%酒精棉球从伤口边缘一圈一圈地向外擦,擦去伤口周围的污物,再用温开水、生理盐水或双氧水清洗,然后再用 75%酒精棉球消毒,之后就可开始包扎。

1. 包扎材料

(1)三角巾:将一块幅宽 1 米的正方形白布对角剪开,就成了两块三角巾,如图 2-24 所示。

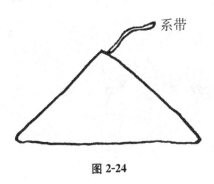

系带

图 2-24

(2)袖带卷:也称绷带,是用长条纱布制成,长度和宽度有多种规格。常用的有宽 5 厘米、长 600 厘米和宽 8 厘米、长 600 厘米两种。

2. 包扎方法

(1)头部包扎

①三角巾帽式包扎:适用于头顶部外伤,方法如图 2-25 所示。先在伤病者伤口上覆盖无菌纱布(所有的伤口包扎前均先覆盖无菌纱布,以下不再重复),把三角巾底边的正中放在伤者眉间上部,顶角经头顶拉到枕部,将底边经耳上向后拉紧压住顶角,然后抓住两个底角在枕部交叉返回到额部中央打结。

②双眼三角巾包扎:适用于双眼外伤,方法如图 2-26 所示。将三角巾折叠成三指宽带状,中段放在头后枕骨上,两旁分别从耳上拉向眼前,在双眼之间交叉,再持两端分别从耳下拉向头后枕下部打结固定。

③三角巾面具式包扎:适用于颜面部外伤,方法如图 2-27 所示。把三角巾一折为二,顶角打结放在伤病者头正中,两手拉住底角罩住面部,然后双手持两底角拉向枕后交叉,最后在额前打结固定。可以在眼、鼻处提起三角巾,用剪刀剪洞开窗。

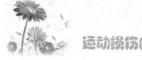
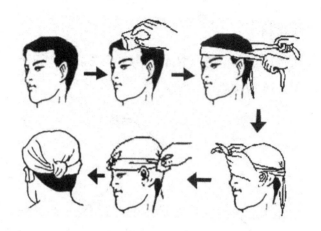

图 2-25

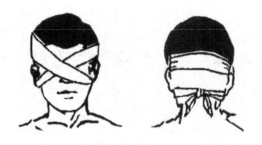

图 2-26

　　④头部三角巾十字包扎:适用于下颌、耳部、前额、颞部小范围伤口,方法如图 2-28 所示。将三角巾折叠成三指宽带状放于伤病者下颌敷料处,两手持带巾两底角分别经耳部向上提,长的一端绕头顶与短的一端在颞部交叉成十字,然后两端水平环绕头部经额、颞、耳上、枕部,与另一端打结固定。

　　(2)颈部包扎:适用于颈部外伤。

　　①三角巾包扎:方法如图 2-29 所示。嘱伤病者健侧手臂上举抱住头部,将三角巾折叠成带状,中段压紧覆盖的纱布,两端在健侧手臂根部打结固定。

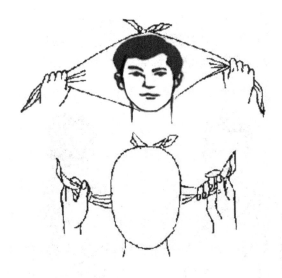

图 2-27

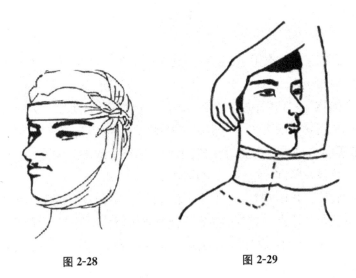

图 2-28　　　　　　　　图 2-29

②绷带包扎:方法基本与三角巾包扎相同,只是改用绷带,环绕数周再打结。

(3)胸、背、肩、腋下部包扎

①胸部三角巾包扎:适用于一侧胸部外伤,方法如图 2-30 所示。将三角巾的顶角放于伤病者伤侧的肩上,使三角巾的底边正中位于伤部下侧,将底边两端绕下胸部至背后打结,然后将巾顶角的系带穿过三角底边与其固定打结。

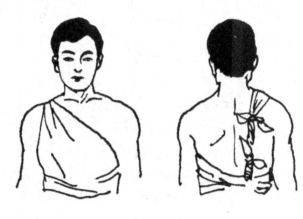

图 2-30

②背部三角巾包扎:适用于一侧背部外伤。方法与胸部包扎相似,只是前后相反。

③侧胸部三角巾包扎:适用于单侧侧胸外伤,方法如图 2-31 所示。将燕尾式三角巾的夹角正对伤病者伤侧腋窝,双手持燕尾式底边的两端,紧压在伤口的敷料上,利用顶角系带环绕下胸部与另一端打结,再将两个燕尾角斜向上拉到对侧肩部打结。

④肩部三角巾包扎:适用于一侧肩部外伤,方法如图 2-32 所示。将燕尾三角巾的夹角对着伤病者伤侧颈部,巾体紧压伤口的敷料上,燕尾底部包绕上臂根部打结,然后两个燕尾角分别经胸、背拉到对侧腋下打结固定。

⑤腋下三角巾包扎:适用于一侧腋下外伤,方法如图 2-33 所示。将带状三角巾中段紧压伤病者腋下伤口敷料上,再将巾的两端向上提起,于同侧肩部交叉,最后分别经胸、背斜向对侧腋下打结固定。

(4)腹部包扎:腹部三角巾包扎适用于腹部外伤,方法如图 2-34 所

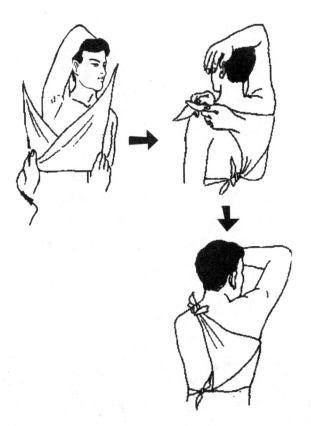

图 2-31

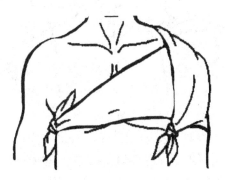

图 2-32

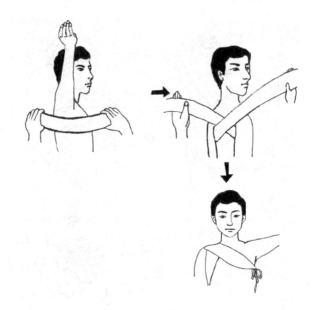

图 2-33

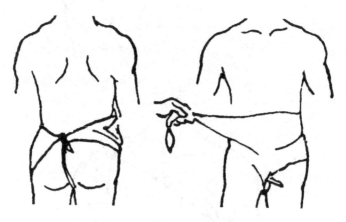

图 2-34

示。双手持三角巾两底角,将三角巾底边拉直放于伤病者胸腹部交界
处,顶角置于会阴部,然后两底角绕至伤病者腰部打结,最后顶角系带
穿过会阴与底边打结固定。

　　(5)四肢包扎

①上肢、下肢绷带螺旋形包扎:适用于上、下肢除关节部位以外的外伤,方法如图 2-35 所示。先在伤口敷料上用绷带环绕两圈,然后从肢体远端绕向近端,每缠一圈盖住前圈的 1/3～1/2 成螺旋状,最后剪掉多余的绷带,然后胶布固定。

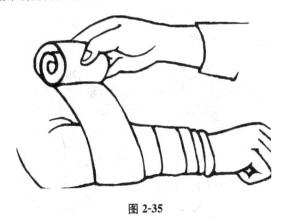

图 2-35

②臀部三角巾包扎:适用于臀部外伤,方法与侧胸外伤包扎相似。只是燕尾式三角巾的夹角对着伤侧腰部,紧压伤口敷料上,利用顶角系带环绕伤侧大腿根部与另一端打结,再将两个燕尾角斜向上拉到对侧腰部打结。

③8 字肘、膝关节绷带包扎:适用于肘、膝关节及附近部位的外伤,方法如图 2-36 所示。先用绷带的一端在伤口的敷料上环绕两圈,然后斜向经过关节,绕肢体半圈再斜向经过关节,绕向原开始点相对应处,现绕半圈回到原处。这些反复缠绕,每缠绕一圈覆盖前圈的 1/3～1/2,直到完全覆盖伤口。

④手部三角巾包扎:适用于手外伤,方法如图 2-37 所示。将带状三角巾的中段紧贴伤病者手掌,将三角巾在手背交叉,三角巾的两端绕至手腕交叉,最后在手腕绕一周打结固定。

⑤脚部三角巾包扎:方法与手包扎相似。

⑥手部绷带包扎:方法与肘关节包扎相似,只是环绕腕关节 8 字包扎。

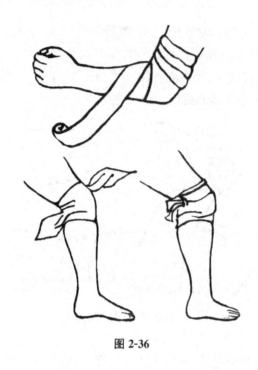

图 2-36

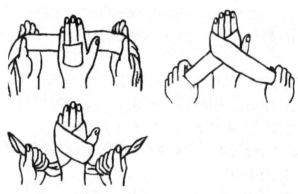

图 2-37

⑦脚部绷带包扎：方法与膝关节相似，只是环绕踝关节 8 字包扎。

（6）胸部伤口的贴闭包扎：胸部受伤时，如果可听见随呼吸有漏气响声的，是气胸，应该立即将伤口贴闭包扎，以防漏气。一般可用凡士林纱布或涂上碘酒的塑料布包扎。

(7)腹腔内脏脱出的包扎:腹部外伤、腹腔内脏脱出体外时,一般不要将其塞回腹腔。可以先用大块消毒纱布盖好,再把用纱布卷做成的保护圈(或饭碗、皮带等做的保护圈)放在脱出内脏的周围,然后用三角巾包扎,方法如图2-38所示。

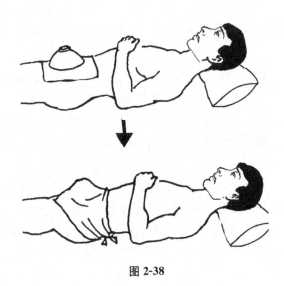

图 2-38

3. 包扎注意事项

(1)动作要轻柔、迅速,不要污染伤口。

(2)用三角巾或毛巾包扎时,边要固定,角要拉紧,中心伸展,敷料要贴准。

(3)包扎四肢时,最好将指(趾)露在外边,以便随时观察血液循环的情况。

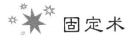 **固定术**

骨折是由于直接暴力或间接暴力作用于骨骼使之发生断裂,是很

常见的外伤。骨折时，皮肤、黏膜未被穿破，不与外界相通的，叫闭合性骨折；皮肤、黏膜被穿破，与外界或空腔脏器相通的，叫开放性骨折。骨折的主要症状为受伤部位剧痛、肿胀、畸形，伤肢活动受限制，但骨折处可有异常活动。

骨折多数发生于运动伤害、意外事故等情况。当发生骨折事故之后，为了减轻断骨对周围组织的损伤，有利于骨折愈合，同时为了减轻伤病者的痛苦，在运送伤病者去医院之前，应对骨折部位进行必要的固定。

骨折时，局部红肿，起"大包"，疼痛剧烈，尤其是移动或触摸伤肢时，伤处似能听见响声。肢体扭曲变形，或长或短。下肢骨折跌倒后无法站立，上肢骨折无法提起物体。骨折的确诊要依靠 X 线摄片，一般只有到医院方能进行。如果伤后已怀疑有骨折，应先按骨折处理，以免引起严重后果。

发生外伤骨折时，伤处会有程度不同的疼痛、压痛，骨折处会发生肿胀、瘀血，骨折的错位会使局部发生畸形。骨折常常合并有软组织损伤，如颅骨骨折合并脑组织损伤或颅内血肿；肋骨骨折合并血气胸或肝脾破裂；脊柱骨折合并脊髓损伤使下身瘫痪等，这些合并损伤造成的严重后果往往超过骨折本身，甚至可直接危及生命。骨折固定前，尽量不要搬运伤病者。

注意固定的目的只是为了限制伤肢活动，而不是对骨折进行整复，切记禁止在现场作整复。固定器材可用薄木板、三合板、竹片等作夹板，夹板长度应超过骨折部位的上下两个关节，在夹板与皮肤之间要垫棉花或代用品，以防局部受压引起坏死。固定必须牢固可靠，但也不能过紧，以免影响血液循环。固定四肢时，要露出指（趾）尖，以便观察血液循环。如发现指（趾）苍白、麻木、疼痛、肿胀及青紫色时，应及时松解，并重新固定。

下面介绍几种骨折的简易固定方法。

1. 头部固定

下颌骨折固定的方法同头部十字包扎法（见图 2-28）。

2. 胸部固定

(1)锁骨骨折固定:方法如图 2-39 所示。将两条指宽的带状三角巾分别环绕伤病者两个肩关节,于肩部打结;再分别将三角巾的底角拉紧,在两肩过度后张的情况下,在背部将底角拉紧打结。

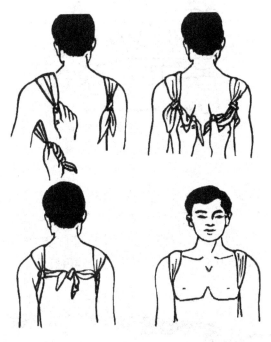

图 2-39

(2)肋骨骨折固定:方法同胸部外伤包扎。

3. 四肢骨折固定

(1)肱骨骨折固定:方法如图 2-40 所示。用两条三角巾和一块夹板将伤肢固定,然后用一块燕尾式三角巾中间悬吊前臂,使两底角向上绕颈部后打结,最后用一条带状三角巾分别经胸背于健侧腋下打结。

(2)股骨骨折固定:方法如图 2-41 所示。用一块长夹板(长度为伤

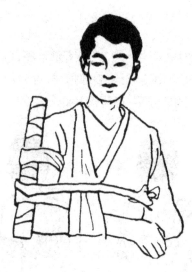

图 2-40

病者的腋下至足跟)放在伤肢侧,另用一块短夹板(长度为会阴至足跟)放在伤肢内侧,至少用 4 条带状三角巾,分别在腋下、腰部、大腿根部及膝部分环绕伤肢包扎固定,注意在关节突出部位要放软垫。若无夹板时,可以用带状三角巾或绷带把伤肢固定在健侧肢体上。

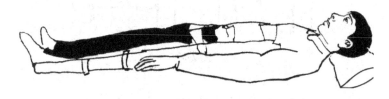

图 2-41

(3)肘关节骨折固定:当肘关节弯曲时,方法如图 2-42 所示。用两块带状三角巾和一块夹板把关节固定。当肘关节伸直时,可用一卷绷带和一块三角巾把肘关节固定。

(4)桡、尺骨骨折固定:方法如图 2-43 所示。用一块合适的夹板置于伤肢下面,用两块带状三角巾或绷带把伤肢和夹板固定,再用一块燕

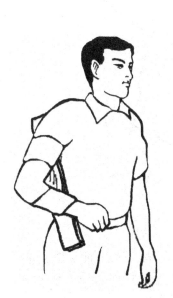

图 2-42

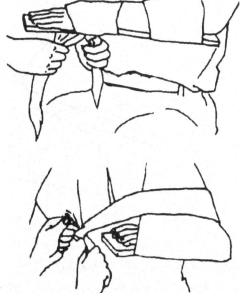

图 2-43

尾三角巾悬吊伤肢,最后再用一条带状三角巾的两底边分别绕胸背于健腋下打结固定。

(5)手指骨骨折固定:方法如图 2-44 所示。利用冰棒棍或短筷子作小夹板,另用两片胶布或创可贴作粘合固定。若无固定棒棍,可以把伤肢粘合,固定在健肢上。

(6)胫、腓骨骨折固定:方法如图 2-45 所示。与股骨骨折固定相似,只是夹板长度稍超过膝关节即可。

4. 脊柱骨折固定

(1)颈椎骨折固定:方

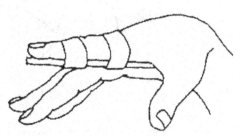

图 2-44

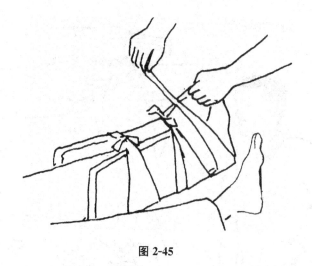

图 2-45

法如图 2-46 所示。将伤病者仰卧,在头枕部垫一薄枕,使头部成正中位,头部不要前屈或后仰,再在头的两侧各垫枕头或被服卷,最后用一条带子通过伤者额部固定头部,限制头部前后左右晃动。

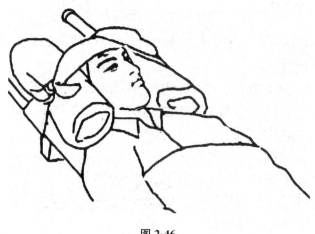

图 2-46

(2)胸椎、腰椎骨折固定:方法如图 2-47 所示。使伤病者平直仰卧在硬质木板或其他板上,在伤处垫一薄枕,使脊柱稍向上突,然后用几条带子把伤者固定,使伤病者不能左右转动。

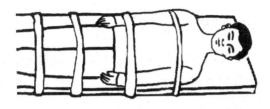

图 2-47

5. 骨盆骨折固定

将一条带状三角巾的中段放于伤病者腰骶部,绕髋前至小腹部打结固定,再用另一条带状三角巾中段放于小腹正中,绕髋后至腰骶部打结固定,方法如图 2-48 所示。

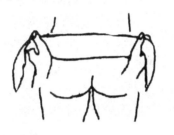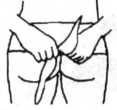

图 2-48

搬运伤者法

当身边有人受到伤害或患急重症时,除在现场采取相应的急救措施外,还要尽快将伤病者运送到医院救治,运送伤病者除需急救车外有时还需要人工运送。人工运送的过程虽短暂,但关系到伤病者途中的安全,处理不当会前功尽弃。如脑出血的伤病者搬运不当可使出血加重形成脑疝死亡;脊椎损伤者,随便抱扶行走,可导致损伤脊髓,引起瘫痪。

1. 一般伤病者的搬运方法

最理想的车辆是救护车,车上装有必需的急救器材和护理用具,而且医护人员可随车护送,因此,重伤者最好用救护车转送。缺少救护车的地方,可用汽车或其他方法转送。

(1)自用汽车转送:上车前要准备好急救、止痛、防晕车等的药品及便盆、尿壶等。长途转运时还需准备饮用水、食品、手电筒等,冬天注意防寒,夏天注意防风吹、雨淋和阳光曝晒。

上车后,胸部伤病者用半卧位,一般伤者用仰卧位,颅脑受伤者应使其头部偏向一侧。途中行车要平稳,注意观察伤者的面色、表情、呼吸、脉搏及伤口敷料浸染程度,发现异常情况应及时处理。

(2)人工转送:有徒手搬运和器械(工具)搬运两种方法。

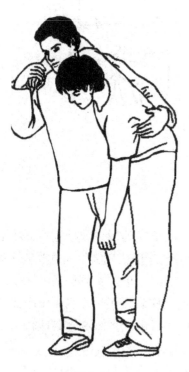

图 2-49

1)徒手搬运:是指在搬运伤病者过程中凭人力和技巧,不使用任何器具的一种搬运方法。此法虽实用,但因其对搬运者来说比较劳累,有时容易给伤病者带来不利影响。

①搀扶:由一位或两位救护人员托住伤病者的腋下,也可由伤病者一手搭在救护人员肩上,救护人员用一手拉住,另一手扶伤病者的腰部,然后与伤病者一起缓慢移步,方法如图2-49所示。搀扶法适用于病情较轻、能够站立行走的伤病者。作用是不仅给伤病者一些支持,更主要能体现对伤病者的关心。

②背驮:救护人员先蹲下,然后将伤病者上肢拉向自己胸前,使伤病者前胸紧贴自己后背,再用双手反伤病者的大腿中部,使其大腿向前弯

曲,然后救护人员站立后上身略向前倾斜行走,方法如图 2-50 所示。呼吸困难的伤病者,如心脏病急性发作、急性呼吸窘迫综合征等,以及胸部创伤者不宜用此法。

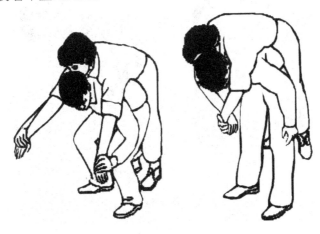

图 2-50

③手托肩扛有两种方法:一种是将伤病者的一上肢搭在自己肩上,然后一手抱住伤病者的腰,另一手扶起大腿,手掌托其臀部;另一种是将伤者扛上,伤者的躯干绕颈背部,其上肢垂于胸前,搬运者一手压其上肢,另一手托其臀部,方法如图 2-51 所示。

④双人搭椅:由两个救护人员对立于伤病者两侧,然后两人弯腰,各以一手伸入伤病者大腿下面而相互十字交叉紧握,另一手彼此交替支持伤病者背部;或者救护人员右手紧握自己的左手手腕,左手紧握另一救护人员的右手手腕,以形成口字形。这两种不同的握手方法,都形成类似于椅状而命名,方法如图 2-52 所示。此法要点是两人的手必须握紧,移动步子必须协调一致,且伤病者的双臂都必须搭在两个救护人员的肩上。

⑤拉车式:由一个救护人员站在伤病者的头部,两手从伤者腋下抬起,将其头背抱在自己怀内,另一救护员蹲在伤病者两腿中间,同时夹住伤病者的两腿面向前,然后两人步调一致慢慢将伤者抬起,方法如图 2-53 所示。

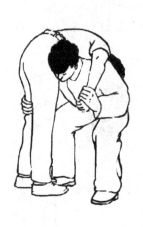

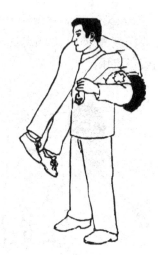

图 2-51

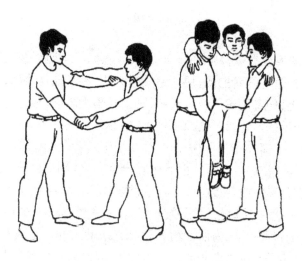

图 2-52

2)器械搬运:是指用担架(包括软担架)、移动床轮式担架等现代搬运器械或者因陋就简利用床单、被褥、竹木椅、木板等作为搬运器械(工具)的一种搬运方法。

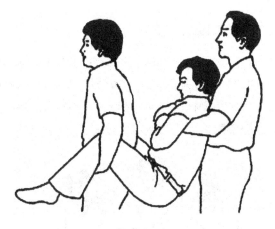

图 2-53

①担架搬运:担架搬运是入院前急救最常用的方法。目前最经常使用的担架有普通担架和轮式担架等。用担架搬运伤者必须注意:对不同病(伤)情的伤病者要求有不同的体位;伤病者抬上担架后必须扣好安全带,以防止翻落(或跌落);伤病者上下楼梯时应保持头高位,尽量保持水平状态;担架上车后应予固定,伤病者保持头朝前脚向后的体位。

②床单、被褥搬运:遇有窄梯、狭道,担架或其他搬运工具难以搬运,且天气寒冷,徒手搬运会使伤病者受凉的情况下所采用的一种方法。搬运步骤为:取一条牢固的被单(被褥、毛毯也可)平铺在床上,将伤病者轻轻地搬到被单上,然后半条被单盖在伤病者身上,露出其头部(俗称半垫半盖),搬运者面对面紧抓被单两角,脚前头后(上楼则相反)缓慢移动,搬运时有人托腰则更好。这种搬运方式容易造成伤病者肢体弯曲,故胸部创伤、四肢骨折、脊柱损伤以及呼吸困难等伤者不宜用此法。

③椅子搬运:也可用牢固的木椅作为工具搬运伤病者。伤病者采用坐位,并用宽带将其固定在椅背和凳上。两位救护人员一抓住椅背,另一紧握椅脚,然后以 45°角向椅背方向倾斜,缓慢地移动脚步。一般来说,失去知觉的伤病者不宜用此法。

2. 危重伤病者的搬运方法

(1)脊柱、脊髓损伤:遇有脊柱、脊髓损伤或疑似损伤的伤病者,不可任意搬运或扭曲其脊柱部。在确定性诊断治疗前,按脊柱损伤原则处理。搬运时,顺应伤者脊柱或躯干轴线,滚身移至硬担架上,一般为仰卧位,有铲式担架搬运则更为理想,方法如图 2-54 所示。

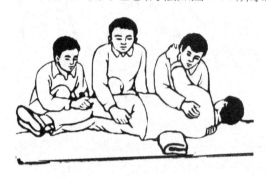

图 2-54

搬运时,原则上应有 2～4 人同时进行均匀,动作一致。切忌一人抱胸另一人搬腿双人拉车式的搬运法,因它会造成脊柱的前屈,使脊椎骨进一步压缩而加重损伤。遇有颈椎受伤的伤病者,首先应注意不轻易改变其原有体位,如坐不行,马上让其躺下,应用颈托固定其颈部。如无颈托,则头部的左右的两侧可用软枕、衣服等物固定,然后一人托住其头部,其余人协调一致用力将伤病者平直地抬到担架上,方法如图 2-55 所示。搬运时注意用力一致,以防止因头部扭动和前屈而加重伤情。

(2)颅脑损伤:颅脑损伤者常有脑组织暴露和呼吸道不畅等表现。搬运时应使伤病者取半仰卧位或侧卧位,易于保持呼吸道通畅;脑组织暴露者,应保护好其脑组织,并用衣物、枕头等将伤病者头部垫好,以减轻震动,注意颅脑损伤常合并颈椎损伤。

(3)胸部伤:胸部受伤者常伴有开放性血气胸,需包扎。搬运已封闭的气胸伤者时,以坐椅式搬运为宜,伤病者取坐位或半卧位。有条件

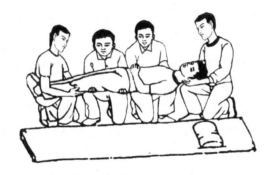

图 2-55

时最好使用坐式担架、折叠椅或担架调整至靠背状。

(4)腹部伤:伤病者取仰卧位,屈曲下肢,防止腹腔脏器受压而脱出。注意脱出的肠段要包扎,不要回纳,此类伤病者宜用担架或木板搬运。

(5)休克:伤病者取平卧位,不用枕头,或脚高头低位,搬运时用普通担架即可。

(6)呼吸困难:伤病者取坐位,不能背驮。用软担架(床单、被褥)搬运时注意不能使伤病者躯干屈曲。如有条件,最好用折叠担架(或椅)搬运。

(7)昏迷:昏迷伤病者咽喉部肌肉松弛,仰卧位易引起呼吸道阻塞。此类伤病者宜采用平卧,头转向一侧或侧卧位。搬运时用普通担架或活动床。

3. 搬运者的自身保护

正确的搬运姿势和提抬技术,对保护搬运者的自身健康十分重要。对急救人员来说,在搬运伤病者时,要求使出全力。然而,如果没有遵照人体力学规律而随意地提、抬、举以及伸臂、弯腰等,很可能导致搬运者自身的脊椎、韧带和肌肉受伤。

(1)保持正确的提抬姿势:在提抬担架时,应该用强壮的腿部、背部和腹肌的力量。在背部和腹肌同时收缩时,背部就会"锁"在正常的前凸位,以保证整个提抬过程中脊柱处于前凸位。在升高或降低担架和伤病者时,腰、背部及大腿正处于工作状态,担架或伤病者离搬运者越远,其肌肉的负荷就越大。因此,提抬时应使担架和伤病者与自己靠近。

(2)搬运时互相协调:当担架和伤病者总重量大于30千克时,应由两人提抬,并尽可能将其放在轮式担架上滚动,既可节省体力,又可减少受伤的机会。搬运者在提抬担架或伤病者过程中,应用语言沟通并保持协调,尤其是当担架和伤病者离地小于70厘米开始提抬时要特别注意这一点。例如可同时叫"一、二、三,抬",以保持协调。

(3)搬运的原则

①了解伤病者的体重和搬运器械(工具)的大致重量,了解自己的体力限制,若估计两人能抬起,即可提抬;若不能则应召唤别人帮忙。一般来说,抬担架总是两人,两人成对地工作,以保持平衡。

②开始抬担架时,首先应摆好腰背部前凸位姿势,再使担架和伤病者靠近自己的身体,然后腿、腰及背肌一起用力。

③救护人员在搬运时,应清楚地、经常地交谈,以保持协调一致。

(4)安全抬起的类型

①半蹲位:膝或股四头肌弱的人可采用半蹲位抬起方式,因为半蹲位时两膝呈部分弯曲。方法是将双足放在舒适分开的距离,然后背部及腹肌拉紧,将身体稍向前倾,重心分配到两脚中间或稍向后。当站立抬起时,也要保证背部位置稍向前倾,保持双足平稳。若重心向后仰超过足跟的话,就会造成不平衡。半蹲位抬起方式要求穿的鞋子要合适,鞋跟不能过高,在整个提抬过程中应能使足跟保持平稳。

②全蹲位:有两种。一种是搬运者两腿均强壮,与半蹲位一样。全蹲位两腿呈舒适分开距离,除下蹲的程度与半蹲位不同外(膝关节弯曲90°),其他同半蹲位。另一种是搬运者有一足的足力稍弱或腿疼痛,此足的位置应稍向前,抬起时,重力要落在另一较强的腿上。

(5)上下楼梯的正确搬运:运送伤病者上下楼梯时需要两人合作或多人合作。正确的方法是保持脊柱前凸位,髋部弯曲而不是腰部弯曲,并保持你的身体和手臂紧靠伤者。用折叠椅比担架在力学上更容易操作。通过拉紧腹肌,从膝向后倾斜,可以比较省力。这种技术虽然难以学习和应用,但对避免腰背部损伤十分有利。

(6)推拉要点:伤病者用移动床运送时需要推与拉。推拉时应记住以下要点。

①按时对轮子及轮轴进行维修保养,可减少开始起动移动床时的用力。

②移动床的高度尽可能调节在腰和肩之间的位置。

③推时屈双膝,行走和用力的线路应在身体的中间,拉时身体稍向前倾,腿和腰背同时用力。

4. 搬运注意事项

(1)首先必须妥善处理好伤病者(如外伤者的止血、止痛、包扎、固定),才能挪动。除非立即有生命危险或救护人员无法在短时间内赶到,都应等救护人员先处理,待病情稳定后再转送医院。

(2)在人员、器材未准备妥当时,切忌搬运伤病者,尤其是搬运体重过重和神志不清者。否则,途中可能因疲劳而发生滚落、摔伤等意外。

(3)在搬运过程中要随时观察伤病者的病情变化,如气色、呼吸等,注意保暖,但也不要将头面部包盖太严,影响呼吸。

 断肢的转运

根据断肢损伤的性质,主要可分为切割性、辗压性和撕裂性三大类。切割性断肢是由锐利的刀具切割断的,其断面较整齐。辗压性断肢是压断的,损伤部位的组织损伤较广泛而严重。撕裂性断肢是被滚动的物体将肢体撕断。断肢(指、趾)伤,肢体断离后,症状明显,容易诊断。

急救方法包括止血、包扎、保藏断肢及迅速运送4方面。

(1)脱离现场

①运动员如被机器卷入,立即停止发动机的运转,扳开机器,将运动员搬运下来,切不可用倒转机器的方法移出伤者。

②如果肢体有一部分组织扎在机器的齿轮与转轴中。不可急躁地将组织割开或撕下,以致造成无法弥补的损失。

(2)止血:创面可用无菌或清洁的敷料压迫包扎,若有大血管出血,可考虑用止血带止血,但要标明上止血带时间。

(3)包扎:如是不完全性断肢要将断处放在夹板上固定,迅速转送到有条件的医疗机构进行紧急处理。

(4)转运:除非断肢污染严重,一般无需冲洗,用无菌或清洁敷料包扎好,可用干燥冷藏的方法保存起来,即先放入塑料袋中再放在加盖的容器内,外围以冰块(若一时无冰,则可用冰棒代替)保存,不可让断肢与冰块直接接触,以防冻伤,也不要用任何液体浸泡断肢。

用最快速的交通工具将运动员转移到有条件的医院治疗。转移前后注意与有关医疗单位联系,以便他们做好准备工作。

输氧法

危重伤者出现呼吸困难等危急情况时,就必须给伤者输氧。呼吸困难表现为气急、气短、呼吸费力、发绀、脉搏增快、心慌等。

急救常用氧气袋吸氧,氧气袋又叫氧气枕、氧气囊,是一个特制的长方形橡皮枕袋,袋的一角通有橡皮管,管上安有螺旋夹以调节气流量。氧气袋吸氧使用方便、操作简单,不仅抢救伤者可以使用,也可以用于转送伤者的途中。

使用氧气袋时,先将袋上的橡皮管连接上湿化瓶。湿化瓶内装1/3～1/2 的凉开水,瓶塞上有两个孔,经孔插入长、短玻璃管各一根。短管的下端插到瓶颈部,与水面保持一定距离,上端依次连接一段皮管、玻璃管及鼻导管,长管插入到水中,上端连接氧气袋橡皮管。湿化瓶的作用是将氧气加以湿润,以免伤者吸入干燥的气体,同时又可根据瓶内水面气泡的大小以估计氧流量。没有湿化瓶时也可将氧气袋上的橡皮管直接连接鼻导管吸氧。

(1)输氧方法

①鼻导管吸氧:选择消毒过的 10～14 号鼻导管,检查一下是否通

畅。用湿棉签清洁伤者的鼻腔,并用干净水润滑鼻导管(注意不要用油)。打开螺旋夹调节氧流量,调好将鼻导管轻轻插入伤者的一侧鼻孔,插入的长度约为伤者鼻尖至耳垂的长度,然后用胶布将鼻导管固定在鼻旁。给氧过程中,应注意观察伤者缺氧情况有否改善,鼻导管是否被分泌物堵塞,如有堵塞应及时冲洗或更换新导管。当氧气袋内压力降低时,可用手加压或让伤者枕于氧气袋上,使得氧气排出。

②漏斗法:此法与鼻导管吸氧法基本相同,只是把鼻导管换成一个漏斗形的外罩,将漏斗部罩在伤者的鼻子上,伤者吸氧毫无痛苦,像正常呼吸一样。此法常用于儿童,缺点是氧气外漏浪费较多。

(2)注意事项

①室内不能放火盆,不能吸烟、点火,以防爆炸。

②在连接湿化瓶时,两根玻璃管切勿颠倒。若将鼻导管连接的皮管与水瓶中的长玻璃管相连接,输氧时,由于湿化瓶内压力大,就可能使水直接喷入伤者的呼吸道,有窒息危险。

③伤者饮水或进食时,应暂停吸氧,待饮水、进食结束后再给氧。

保持支持带法

正确使用保持支持带,能促进损伤组织愈合和防止再伤。使用保持支持带的原则,是使关节能固定于相对适宜的位置,受伤组织不再受到牵扯,活动时不使疼痛加重。

常用的保护支持带有各种护具(护膝、护踝、护肘、护腕、宽带腰围等)、粘膏、弹力绷带和纱布绷带等。例如,指间关节扭伤时,用两条粘膏将伤指与邻近健指固定在一起;第一掌指关节扭伤时,粘膏缠绕方向应防止第一掌指关节过伸和外展;膝内侧副韧带损伤时,先用两条约4厘米宽的粘膏,自小腿向大腿交叉贴于膝内侧,再用3条粘膏横贴髌上、大腿及小腿中部;胫腓骨劳性骨膜炎时,用弹力绷带由足向小腿方向包裹;踝关节距腓前韧带损伤时,先用粘膏将踝关节固定于轻度外翻位,再用弹力绷带包扎。

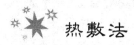 **热敷法**

热敷疗法是用熏洗、熨擦伤者的机体外表某部或病变部位,以达到治疗目的的一种外治方法。它能扩张局部血管,增强血液和淋巴循环,提高组织的新陈代谢,解除肌肉痉挛,加速瘀血和渗出液的吸收,促进损伤组织的修复,具有消肿、解痉、减少粘连和促进愈合的作用。常用于运动中急性闭合性软组织损伤的中、后期和慢性损伤的治疗。

1. 操作要领

热敷有两种方法,一种是用热水袋,另一种热敷法是把毛巾在热水中浸湿,拧干后敷于患病部位。

(1)热水袋热敷:水温 60～80℃,以用手背试温不太烫为度,将热水灌至热水袋的 2/3 即可,排出袋内气体,拧紧螺旋盖,装进布套内或用毛巾裹好,放在患病部位。也可把盐、米或沙子炒热后装入布袋内,代替热水袋热敷。一般每次热敷 20～30 分钟,每天 3～4 次。

(2)毛巾热敷:把毛巾在热水中浸湿,拧干后敷于患病部位。在热毛巾外面可以再盖一层毛巾或棉垫,以保持热度。一般每 5 分钟更换一次毛巾,最好用两块毛巾交替使用。每次热敷时间 15～20 分钟,每天敷 3～4 次。

2. 注意事项

(1)不管用哪一种方法,都应注意防止烫伤,使用热敷时,应随时检查局部皮肤的变化,如发红起泡时,应立即停止。

(2)热敷作为配合疗法适用于初起的疖肿、麦粒肿、肌炎、关节炎、痛经、风寒、引起的腹痛及腰腿痛等。但是,当急腹症未确诊时,如急性阑尾炎,面部、口腔的感染化脓,各种内脏出血,关节扭伤初期的有水肿时,都禁用热敷。

✦ 冷敷法

冷敷能降低局部组织温度,使血管收缩,减轻局部充血,抑制神经的感觉,具有止血、镇痛、防止或减轻肿胀的作用。常用于运动中急性闭合性软组织损伤的早期,伤后立即使用,冷敷后应加压包扎并抬高伤肢。

1. 操作要领

冷敷的方法有两种,一种是用冰袋冷敷。另一种冷敷法是把毛巾或敷布在冷水或冰水内浸湿,拧干敷在患处。

(1)冰袋冷敷:在冰袋里装入半袋或 1/3 袋碎冰或冷水,把袋内的空气排出,用夹子把袋口夹紧,放在运动员额头、腋下、大腿根等处。没有冰袋时,用塑料袋也可。

(2)毛巾冷敷:把毛巾或敷布在冷水或冰水内浸湿,拧干敷在患处,最好用两块布交替使用。若降体温时,可用毛巾或纱布包上冰块,冷敷四肢、背部、腋窝、肘窝、腘窝和腹股沟等处,敷后用毛巾擦干。

2. 注意事项

(1)冷敷时,要注意观察局部皮肤颜色,出现发紫、麻木时要立即停用。冷敷时间不宜过长,以免影响血液循环。老、幼、衰弱运动员,不宜作全身冷敷。

(2)冷敷时,时间一长,毛巾或敷布等会变热,就失去了治疗作用,因此要经常更换。

(3)挫伤、肌肉撕裂伤、内出血等时,开始用冷敷,2～3 天后恢复期时,为了促进血液循环,应使用热敷。

3　常见症状的急救

休克

休克是一种急性循环功能不全综合征。发生的主要原因是有效血循环量不足,引起全身组织和脏器血流灌注不良,导致组织缺血、缺氧、微循环瘀滞、代谢紊乱和脏器功能障碍等一系列病理生理改变。

【病因】

休克不是一种独立的疾病,休克可能有多种原因引起,常见的类型和病因有低血容量休克、感染性休克、心源性休克、过敏性休克、神经原性休克等。在休克的过程中,机体最重要的器官如脑、心、肝、肾、肺等,也是受害最早、受害最严重的器官,尽管引起休克发生的病因与类型有所不同,但共同的病理生理基本过程是有效循环血量锐减和微循环障碍,甚至导致所谓多种器官功能衰竭。

【症状】

休克者表现为血压下降,心率增快,脉搏细弱,全身乏力,皮肤湿冷,面色苍白或静脉萎陷,尿量减少。休克开始时,运动员意识尚清醒,如不及时抢救,则可能表现烦躁不安,反应迟钝,神志模糊,进入昏迷状态甚至导致死亡。

【应急处理】

(1)取平卧位,下肢应略抬高,以利于静脉血回流。如有呼吸困难可将头部和躯干抬高一点,以利于呼吸。

(2)保持呼吸道通畅,尤其是休克伴昏迷者。方法是将运动员颈部垫高,下颌抬起,使头部最大限度的后仰,同时头偏向一侧,以防呕吐物和分泌物误吸入呼吸道。

(3)注意给体温过低的休克运动员保暖,盖上被、毯子。但伴发高热的感染性休克运动员应给予降温。

(4)必要的初步治疗。因创伤骨折所致的休克给予止痛,骨折固定;烦躁不安者可给予适当的镇静剂;心源性休克给予吸氧等。

(5)注意运动员的运送。抢救条件有限时需尽快送往有条件的医院抢救,对休克运动员搬运越轻越少越好。应送到距离最近的医院为宜,在运送途中,应有专人护理,随时观察病情变化,最好在运送中给运动员采取吸氧和静脉输液等急救措施。

【预防】

休克的预防应采取综合措施,对有可能发生休克的运动员,应针对病因,采取相应的预防措施。

(1)对外伤者要进行及时而准确的急救处理。

(2)活动性大出血者要确切止血。

(3)骨折部位要稳妥固定。

(4)软组织损伤应予包扎,防止污染。

(5)呼吸道梗阻者需行气管切开。

(6)需护送者,应争取发生休克前护送,并选用快速而舒适的运输工具。运输时运动员头向车尾或飞机尾,防止行进中脑贫血。护送途中要持续输液,并做好急救准备。

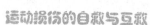
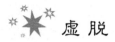 虚 脱

虚脱是由于重度运动大量出汗或是不恰当的液体补充所引起,往往见于那些不适应气候且不习惯活动的运动。此病如不及时治疗可发展为运动性中暑。

【病因】

多发生于过度疲劳或饥饿,高温,通气不良导致的暂时性脑缺氧,也可因体质虚弱,精神过度紧张而致。

【症状】

有的运动员突然表现恶心,头晕,面色苍白,呼吸表浅,全身出冷汗,肌肉松弛,周身无力,往往突然瘫倒在地,有的伴有意识不清;在浴室洗澡时出汗过多"晕堂"也是虚脱;当有大量吐泻,失血和某些不幸因素的强弱刺激等,都会导致心脏和血管的急性功能障碍而引起暂时性虚脱。

【应急处理】

(1)发现运动员虚脱,应立即安置平卧休息。给予温热茶水或糖水饮用,并用手指掐压人中,内关,合谷等穴位。或是针刺合谷,足三里等,都有助于急救运动员。

(2)对"晕堂"者,应马上使其离开澡堂,擦干汗水,到更衣室平卧,采取头低足高位休息片刻,经过上述处理,一般很快即可恢复。

【预防】

(1)在没有禁忌证时,在食物和饮料中加一点食盐有助于预防虚脱。

(2)运动前吃根香蕉,就可以缓解或避免这种现象。

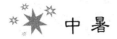 中 暑

中暑是由高温环境引起的,以体温调节中枢功能障碍、汗腺功能衰竭和水、电解质丢失过多为特点的疾病,也是运动员最易出现的病症。

【病因】

中暑发生的原因是人体内热量不断产生,散热困难;或由于外界高温使人体内的热量越积越多,身体无法调节。除了高温、烈日曝晒外,运动强度过大、时间过长、睡眠不足、过度疲劳等均为常见的诱因。

【症状】

根据临床表现的轻重,中暑可分为先兆中暑、轻症中暑和重症中暑,而它们之间的关系是渐进性的。

(1)先兆中暑症状

①高温环境下,出现头痛、头晕、口渴、多汗、四肢无力发酸、注意力不集中、动作不协调等症状。

②体温正常或略有升高。

③如及时转移到阴凉通风处,补充水和盐分,短时间内即可恢复。

(2)轻症中暑症状

①体温往往在 38℃ 以上。

②除头晕、口渴外往往有面色潮红、大量出汗、皮肤灼热等,或出现四肢湿冷、面色苍白、血压下降、脉搏增快等表现。

③如及时处理,往往可于数小时内恢复。

(3)重症中暑症状:重症中暑是中暑中情况最严重的一种,如不及时救治将会危急生命。这类中暑又可分为 4 种类型:热痉挛、热衰竭、日射病和热射病。

①热痉挛症状:多发生于大量出汗及口渴,饮水多而盐分补充不足致血中氯化钠浓度急速明显降低时。这类中暑发生时肌肉会突然出现阵发性的痉挛的疼痛。

②热衰竭症状:这种中暑常常发生于一时未能适应高温的运动员。主要症状为头晕、头痛、心慌、口渴、恶心、呕吐、皮肤湿冷、血压下降、晕厥或神志模糊。此时的体温正常或稍微偏高。

③日射病症状:这类中暑是因为直接在烈日的曝晒下,强烈的日光穿透头部皮肤及颅骨引起脑细胞受损,进而造成脑组织的充血、水肿;由于受到伤害的主要是头部,所以,最开始出现的不适就是剧烈头痛、恶心呕吐、烦躁不安,继而可出现昏迷及抽搐。

④热射病症状:还有一部分人在高温环境中从事运动的时间较长,身体产热过多,而散热不足,导致体温急剧升高。发病早期有大量冷汗,继而无汗、呼吸浅快、脉搏细速、躁动不安、神志模糊、血压下降,逐渐向昏迷伴四肢抽搐发展;严重者可产生脑水肿、肺水肿、心力衰竭等。

【应急处理】

(1)轻者要迅速到阴凉通风处仰卧休息,解开衣扣,腰带,敞开上衣。可服十滴水、仁丹等防治中暑的药品。

(2)在头部、腋窝、腹股沟处用冰袋冷敷,或将全身冷水擦洗,以加快散热。

(3)给予含盐的清凉饮料。

(4)针刺人中、曲池、百会穴位。

(5)可用扇子或电扇吹风,帮助散热。

(6)如果运动员出现意识不清或痉挛,这时应取昏迷体位。在通知急救中心的同时,注意保证呼吸道畅通。

【预防】

(1)夏天日长夜短,气温高,人体新陈代谢旺盛,消耗也大,容易感到疲劳。充足的睡眠,可使大脑和身体各系统都得到放松,既利于工作和学习,也是预防中暑的措施。最佳就寝时间是 22～23 时,最佳起床时间是 5 时 30 分至 6 时 30 分。睡眠时注意不要躺在空调的出风口和电风扇下,以免患上空调病和热伤风。

(2)长时间在烈日下运动时,要遮阳帽并注意定时休息和保证饮水供应;出汗多时多喝些果汁、糖盐水或稍加点盐的白开水,以保证身体水电解质平衡。

(3)合理安排作息时间,不宜在炎热的中午强烈日光下过多活动。

(4)有头痛、心慌时应立即到阴凉处休息、饮水。

(5)症状不能缓解时,可辅以针刺人中、合谷、曲池、内关等穴位。

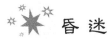

昏 迷

昏迷是意识完全丧失的一种严重情况,运动员对语言无反应,各种反射(如吞咽反射、角膜反射、瞳孔对光反射等)呈不同程度的丧失。

【病因】

引起昏迷的原因有两个方面,一个是由于大脑病变引起的昏迷,这包括脑血管疾病(如脑出血、脑梗死等)、脑外伤、脑肿瘤、脑炎、中毒性脑病等;另一个是由于全身疾患引起的昏迷,这包括酒精中毒、糖尿病酸中毒、尿毒症、肝昏迷、一氧化碳中毒等。

【症状】

临床上昏迷一般分为三度:嗜睡、浅昏迷、深昏迷。嗜睡是指似睡非睡,可简单对答;浅昏迷是指强烈刺激有轻微反应;深昏迷则是指对外界刺激均无反应。

【应急处理】

当身边突然出现疑似昏迷的运动员时,鉴别运动员是否昏迷最简单的办法是用棉芯轻触一下运动员的角膜,正常人或轻症运动员都会出现眨眼动作,而昏迷特别是深昏迷者毫无反应。当确定运动员昏迷时,应尽快送其到医院抢救。在护送运动员去医院的同时,要注意做好如下几点。

(1)要使运动员平卧,头偏向一侧,以保持呼吸道通畅。

(2)运动员有活动性假牙,应立即取出,以防误入气管。

(3)注意给运动员保暖,防止受凉。

(4)密切观察病情变化,经常呼唤运动员,以了解意识情况。对躁动不安的运动员,要加强保护,防止意外损伤。

(5)外伤者按有关外伤急救。

【预防】

平时发现有关疾病及时彻底治疗。

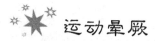 运动晕厥

昏厥是最常见的急症之一。原因很多,如疼痛、恐惧、情绪紧张、焦虑、闷热、脱水、站立过久、长跑骤停等,甚至起床站立排尿也可引起昏厥。在运动中或运动后一时性知觉丧失,称为运动性晕厥,它是由脑部突然缺血所致。

【病因】

(1)心排血量减少:突然参加较大运动量的锻炼,心脏机能一时跟不上运动需要,加上平时训练动作不协调、憋气等,造成血液回流量减少。心排血量也随之明显减少,因而出现暂时性脑缺血。

(2)重力性休克:如久站不动、久蹲突然起身、跑步后突然停止活动等,均可因重力作用使血回流量减少,而形成脑缺血。

【症状】

(1)晕厥发作前,运动员常有头晕、目眩、恶心、出冷汗和面色苍白等先兆症状,继而出现眼花、无力而突然瘫倒。晕厥多在站立或坐位时发生,很少在卧位时发生。

(2)晕厥发作时,运动员昏倒,双眼无神、凝视、翻白眼,意识丧失,呼吸深沉微弱,数秒钟或数分钟后常可自行苏醒。

(3)晕厥发作后无后遗症,但发作后均有暂时遗忘、精神恍惚和头晕无力等现象。

【应急处理】

(1)立即将运动员平卧或头部略放低;抬高下肢15分钟,以增加回心血量。

(2)解开运动员衣领及过紧衣服。

(3)若有假牙应取出假牙,给予运动员热茶、姜糖水或糖水。

(4)如运动员有呕吐,应将其头偏向一侧,以免呕吐物吸入气管或肺部引起窒息或吸入性肺炎。

(5)若运动员意识未立即恢复,则应使运动员头向后仰,托起下颌以防舌向后坠而阻塞气管。

(6)针刺或手掐伤者的人中、合谷、少冲、内关、十宣等穴位(穴位位置大致见图3-1),以促苏醒。

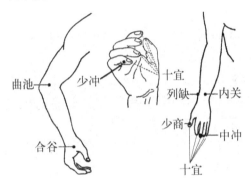

图 3-1

(7)可让运动员闻闻氨水,以促其尽快苏醒。

(8)当运动员意识恢复时,可慢慢扶运动员至坐位,再慢慢站起,以避免扶起运动员过快而发生再次晕厥,一般至少需要休息30分钟方可使运动员重新站立。

【预防】

(1)运动性晕厥是可以预防的,首先应该找到晕厥的原因,然后针对晕厥发生的机制,采取相应的预防措施。

（2）坚持锻炼，增强体质。

（3）久站时，要经常交替活动下肢，久蹲后不要突然起立，要缓缓站起。

（4）疾跑后不要骤停不动，而应该有一个"快跑→慢跑→走→停"的过程并做深呼吸。

（5）久病、体弱时，暂不参加剧烈运动。

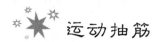

运动抽筋

抽筋学名肌肉痉挛，指肌肉突然、不自主的强直收缩的现象，造成肌肉僵硬、疼痛难忍，抽筋也是运动员常见的病症之一。

【病因】

（1）准备活动做得不够充分，肌肉突然从静止状态转到运动状态，一时不能适应，发生了挛缩，即抽筋。

（2）环境温度突然改变，肌肉受冷"发抖"，引起抽筋。

（3）长时间的运动引起肌肉疲劳，未作休息仍持续运动，肌肉积聚代谢产物（如乳酸等），机能改变引发抽筋。

（4）剧烈运动，大量出汗，水分和盐分流失过多，体内缺少氯化物（主要是食盐），也会引起抽筋。

（5）骤增运动的负荷强度，或突然改变运动的方式而引起肌肉急剧收缩。

（6）以不适当的姿势从事运动或肌肉协调不良。

（7）局部循环不良。

（8）肌肉或肌腱轻裂伤。

（9）情绪过度紧张。

（10）严重腹泻、呕吐和饮食中的矿物质（如镁、钙）含量不足。

【症状】

抽筋是指身体某部位的肌肉不自主地强力收缩，而且无法很快地放松的现象。抽筋的部位最常发生在小腿后侧、大腿后侧以及大腿的前侧。除此之外,包含脚、手指、手臂、腹部甚至肋骨间的小肌肉都可能发生抽筋。抽筋时,整块肌肉会变得坚硬,有时甚至可以看到皮肤下面有肌肉抽动的现象。肌肉痉挛的时间可能几秒钟后就消失,也有可能持续15分钟以上。若没有及时处理或是中断原来的运动,可能会在短时间内反复发生。

【应急处理】

一旦发生全身性突然抽筋,应镇静止痉,一般抽筋不会立即危害生命,所以不必过分惊慌。

(1)登山运动:拉引患处肌肉,使患处伸直,轻轻按摩患处肌肉,补充水分及盐分,充分休息直至患处感觉舒适为止。

(2)骑自行车运动:急速骑行的自行车运动员很容易引起抽筋,感觉有征兆时,应尽快减速下车。

①手指:抽筋的手先握拳,然后用力伸张打开,反复此动作,直到复原。

②手掌:两掌相合,未抽筋的手掌用力压抽筋的手掌向后弯,再放开,重复动作,至复原为止。

③手臂:抽筋的手先握拳,再将小臂屈肩,然后伸臂伸掌,重复动作,至复原为止。

④足趾:用手握住抽筋的脚趾,向后拉,重复动作,至复原为止。

⑤小腿:用手握住抽筋一侧的脚趾,用力向后拉,另一手向下压住膝盖,使腿伸直,重复动作,至复原为止。

⑥大腿:将大腿和膝盖弯曲至腹部前,双手环抱,再放开并将腿伸直,重复动作,至复原为止。

发生抽筋时,除了紧急处理外,运动后至少要热敷及涂药按摩数日,否则抽筋将易再次发生。

(3)游泳运动:在游泳运动中,一旦发生小腿肚抽筋,万不可惊慌失措,否则会因处理不当抽筋更严重,甚至造成溺水事故。此时应立即收起抽筋的腿,用另一条腿和两只手臂划水,游上岸休息。如会浮水,可平浮于水上,弯曲抽筋的腿,稍事休息,待抽筋停止,立即上岸。也可吸气沉入水中,用手抓住抽筋一侧的脚大拇趾,使劲往上扳折,同时用力伸直膝关节,在憋不住气时,浮出水面呼吸,然后再沉入水中,重复上述动作,反复几次后,抽筋可缓解,然后急速游上岸休息,在游向岸边时,切忌抽筋一侧的腿用力过度,以免再次抽筋。在其他运动中发生小腿肚抽筋,应立即原地休息。

①手指抽筋:将手握成拳,然后用力张开,迅速交替做几次,直到缓解时为止。一个手掌抽筋时,另一手掌猛力压抽筋的手掌,并做振颤动作。上臂抽筋时,握成拳,并尽量曲肘,然后用力伸直,反复几次。

②小腿或脚趾抽筋:先吸一口气,仰卧水上,用抽筋下肢对侧的手握住抽筋的脚趾,并用力向身体方向拉,另一只手压在抽筋肢体的膝盖上,帮助膝关节伸直,动作反复几次,抽筋一般可以得到缓解。

③大腿抽筋:吸一口气,仰卧水上,弯曲抽筋的大腿和膝关节,然后用双手抱着小腿用力使它贴在大腿上,并加振颤动作,最后用力向前伸直。

④胃部抽筋:先吸一口气,仰卧水上,迅速弯曲两大腿靠近腹部,用手稍抱膝,随即向前伸直。动作不要太用力,要自然。

(4)小腿抽筋时:在运动中,小腿抽筋时常发生,以下两种方法可快速止痛。

①改卧为坐,伸直抽筋的腿,用手紧握前脚掌,忍着剧痛,向外侧旋转抽筋的那条腿的踝关节,剧痛立止。旋转时动作要连贯,一口气转完一周,中间不能停顿。旋转时,如是左腿,按逆时针方向;如是右腿,按顺时针方向。如有人帮助,应是面对面施治,踝关节的旋转方向不变。旋转时要用力,脚掌上翘要达到最大限度。

②按压小腿腓肠肌头神经根。在膝关节内侧的两边,有一个地方是腓肠肌头的附着点,通往腓肠肌的神经根干就在这里面。小腿抽筋时,用大拇指摸索两边硬而突起的肌肉的主根,然后用强力对此处按压,主导兴奋的神经就会镇静下来,抽筋停止,剧痛消失。

另外也可迅速地掐压合谷穴(即虎口、第一掌骨与第二掌骨中间陷处)和上嘴唇的人中穴(即上嘴唇正中近上方处)。掐压20~30秒钟之后,肌肉松弛疼痛即会缓解,其有效率可达90%,如果再配合用热毛巾热敷并用手按摩,效果会更好。

【预防】

(1)不在通风不良或密闭的空间做长时间剧烈的运动。

(2)长时间运动前、运动中及运动后,补充足够的水分和电解质。

(3)日常饮食中摄取足够的矿物质(如钙、镁)和电解质(如钾、钠)。矿物质可从牛奶、酸奶、绿色叶类蔬菜等食物中摄取,电解质可从香蕉、柳橙、芹菜等多种食物或一些低糖的饮料中获得。

(4)不穿太紧或太厚重的衣服从事户外运动;运动前检查保护性的护具、鞋袜是否太紧;运动前做充足的准备活动;以放松的心情从事运动;运动前对易抽筋的肌肉做适当的按摩。

(5)注意保暖,如游泳后应立即将泳衣换掉,穿上保暖的衣物。

(6)身体不适、疲劳或水温过低时,不宜入水游泳。

(7)不做过度的运动。

(8)夜间睡觉易抽筋者,睡前做一些伸展操,尤其是易抽筋部位的伸展。

尽管多数情况下抽筋并不是病,但如果发生次数多,持续时间长,又没有明显的诱因,就应该及时向医生咨询,尽快发现是否存在潜在的慢性疾病,以免贻误治疗的最佳时机。

脑震荡

脑震荡是闭合性脑损伤中最轻的一种,是由拳击运动或其他外力作用于头部而引起的中枢神经系统机能紊乱,并无明显的脑形态学改变。

【病因】

(1)头脑伤后的意识障碍的脑震荡,可持续数分钟至半小时或12小时之久,同时面色苍白、血压下降、脉搏细弱、冷汗、瞳孔散大或缩小、呼吸浅而慢。

(2)意识障碍消除后,回忆不起当时受伤的情景(即逆行性遗忘),并遗有耳鸣、头痛、头晕、失眠、记忆力减退、恶心、心慌等症状。一般会很快恢复正常,但要注意脑部是否有出血、血肿、骨折,需认真观察。

【应急处理】

(1)急救时,立即将伤者平卧,安静休息,不可让伤者坐起或站起。注意身体保暖,头部可用冷水毛巾作冷敷。若伤者昏迷,可用手指掐点人中、内关等穴或给嗅闻氨水,以促使患者苏醒;呼吸停止者,应立即施行人工呼吸。同时,要尽快请医生来处理或把伤者送至医院。

(2)若伤者昏迷时间超过5分钟以上,或两侧瞳孔大小不对称,或耳、鼻有出血、流清水及咽后壁、眼球出现青紫,或神志清醒后剧烈头痛、呕吐,或出现再度昏迷,都说明伤情严重,必须立即送医院急救。在转运时,伤者要平卧、保暖;头颈两侧要用枕头或卷起的衣服垫妥固定,防止颠簸振动或晃动;意识不清者,要注意保持呼吸道通畅,伤者可侧卧或把头转向一侧,避免呕吐物吸入气管或舌后坠而发生窒息,并严密观察病情变化。

(3)无严重征象、短时间意识障碍后很快恢复的伤者,经医生诊治后也应平卧送至宿舍休息,直至头痛、头晕等症状消失为止。在休养期间,要注意脑力休息,保持安静的环境和充足的睡眠,不宜过早地参加紧张的体育活动或脑力劳动,避免可能带来后遗症。一般认为,症状完全消失后,可用"闭目举臂单腿站立平衡试验"来初步判定可否恢复体育锻炼,并在恢复运动的最初阶段,注意观察其动作的协调能力,以了解患者是否已完全康复。

【预防】

并无预防方法,只能尽量避免脑部受损伤及在拳击运动中保护好头部。

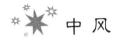 中 风

中风又称脑血管意外。一般分为出血性脑中风如脑出血、蛛网膜下腔出血和缺血性脑中风如脑动脉血栓形成、脑栓塞两大类。

【病因】

此病多发于原有动脉粥样硬化、高血压病、脑血管畸形、心脏病的运动员。大多由情绪波动、忧思恼怒、饮酒、精神过度紧张等因素诱发。

【症状】

在中风发生之前常可出现一些典型或不典型的症状,即中风预兆。常见的表现如下所述。

(1)眩晕:呈发作性眩晕,自觉天旋地转,伴有吹风样耳鸣,听力暂时丧失,并有恶心呕吐、眼球震颤,通常历时数秒或几十秒,多次反复发作,可一日数次,也可几周或几个月发作一次。

(2)头痛:疼痛部位多集中在太阳穴处,突然发生持续数秒或数分钟,发作时常有一阵胸闷、心悸。有些人则表现为整个头部疼痛或额枕部明显疼痛、伴有视力模和糊神志恍惚等。

(3)视力障碍:迅即发生视物不清、复视,一侧偏盲;或短时间阵发性视觉丧失,又在瞬间恢复正常。

(4)麻木:在面部、唇部、舌部、手足部或上下肢,发生局部或全部、范围逐渐扩大的间歇性麻木,甚至短时间内失去痛觉或冷热感觉,但很快又恢复正常。

(5)瘫痪:单侧肢体短暂无力,活动肢体时感到力不从心、走路不稳似醉酒样、肢体动作不协调或突然失去控制数分钟,同时伴有肢体感觉减退和麻木。

(6)猝然倒地:在急速转头或上肢反复活动时突然出现四肢无力而跌倒,但无意识障碍、神志清醒,可立即自行站立起来。

(7)记忆丧失:突然发生逆行性遗忘,无法回想起近日或近10日内

的事物。

(8)失语:说话含糊不精,想说又说不出来,或声音嘶哑,同时伴有吞咽困难。

(9)定向丧失:短暂的定向不清,包括时间、地点、人物不能正常辨认,有的则不认识字或不能进行简单的计算。

(10)精神异常:出现情绪不稳定,易怒或异常兴奋、精神紧张,有的表现为神志恍惚、手足无措。

【应急处理】

(1)当运动员突然昏倒,且自述有头痛、恶心、呕吐等症状,首先应小心地将运动员抬到卧室或宽敞的场所,让运动员平卧,同时尽快与急救中心联系。

(2)保持运动员呼吸道通畅。要及时解开衣领、裤带,必要时将上衣用剪刀剪开,以减少对呼吸的阻力;有假牙者取下假牙;体位以侧卧位为宜,使口腔分泌物及呕吐物易于流出;如果运动员心跳呼吸骤停,应立即进行人工呼吸和胸外按压。

(3)如果运动员神志清醒,应让运动员静卧,并安慰运动员,防止运动员过度悲伤和焦虑不安。同时稍稍抬高头部,做一些肢体按摩,减轻颅内压力。

(4)尽量避免长途运送运动员。急性期运动员长时间运送,一方面耽误治疗,一方面运送途中的震动,有可能加重脑出血,因此应该尽量送到就近医院。运送途中,尽量减少运动员身体及头部震动,头部要有专人保护,担架要垫得厚一点,软一点,心情再急,送护车也要一路慢行。昏迷较深、呼吸不规则的危重运动员,应待急救中心人员到达、病情相对稳定后再送往医院。

【预防】

预防中风,就要把中风的危险因素尽可能降到最低。控制高血压是预防中风的重点。如果身体不适,尽量不要参加体育运动,避免各种诱发因素。

运动性心律失常

运动性心律失常是指发生于机体剧烈运动期间或之后的心律失常。运动性心律失常可见于心肌缺血,如患有动脉粥样硬化性心脏病以及患有原发性或继发性心肌病的运动员。

【病因】

(1)心脏本身的因素:这是最重要而常见的一种原因。如冠心病、心肌炎、风心病等。

(2)全身性因素:各种感染、中毒、电解质紊乱(高血钾症、低血钾症)、酸碱中毒以及药物影响。

(3)其他器官障碍性因素:心脏以外的其他器官,在发生功能性或气质性改变时也可诱发心律失常。

【症状】

运动性心律失常主要表现为运动时心慌,头晕,胸闷憋气,脉率不齐,有间歇,严重时失去知觉,血压下降,心跳停止。所以一旦发作时,如不及时正确处理,常可发生意外。

(1)心动过速:每分钟心率超过 100 次称心动过速。心动过速分生理性、病理性两种。跑步、剧烈运动及情绪激动时心律加快为生理性心动过速;若高热、贫血、甲亢、出血、疼痛、缺氧、心衰和心肌病等疾病引起心动过速,称病理性心动过速。

病理性心动过速又可分为窦性心动过速和阵发性室上性心动过速两种。窦性心动过速的特点是心率加快和转慢都是逐渐进行,通常每分钟心率不会超过 140 次,多数无心脏器质性病变的,通常无明显不适,有时有心慌、气短等症状。阵发性室上性心动过速每分钟心率可达 160～200 次,以突然发作和突然停止为特征,有心脏器质性病变或无心脏器质性病变者。

发作时运动员突然感到心慌和心率增快,持续数分钟、数小时至数天,又突然恢复正常心率。发作时运动员自觉心悸、胸闷、心前区不适及头颈部发胀、跳动感。无心脏病者一般无重大影响,但发作时间长,每分钟心率在200次以上时,因血压下降,病者发生眼前发黑、头晕、乏力和恶心呕吐,甚至突然昏厥、休克。冠心病者出现心动过速,往往会诱发心绞痛。

(2)心动过缓:每分钟心跳频率在60次以下者称心动过缓。但是,经过长期体育锻炼者,虽然每分钟心率只有50~60次,但精力充沛,无任何不适者则不属于病态。如果平时心率每分钟70~80次,降到40次以下时,病者自觉心悸、气短、头晕和乏力,严重时伴有呼吸不畅、胸闷,有时心前区有冲击感,更严重时可因心排出量不足而突然昏倒。

【应急处理】

1. 室上性阵发性心动过速

(1)让运动员大声咳嗽。卧床休息,保持安静。

(2)采用刺激迷走神经的方法,可使心动过速停止。

①嘱运动员深吸气后憋住气,再用力做呼吸动作。

②用筷子或手指刺激咽部,使之产生反射性恶心、呕吐。

③压迫眼球:运动员平卧,两眼下视并闭合,操作者用拇指在一侧眼眶下适当用力压迫眼球上部。不可用力过猛,否则易发生视网膜剥离。每次压迫10~15秒,若心率或扪及脉搏,突然减慢(或恢复正常)应立即停止压迫。同时口服普萘洛尔或普拉洛尔。

④压迫颈动脉窦:伤者卧位,头稍偏向一侧,先摸到颈动脉窦搏动(相当甲状软骨上缘水平、颈动脉搏动最明显处),用食、中两指向颈椎方向压迫右侧颈动脉窦,每次压迫10~20秒,同时扪脉搏或听心脏。如无效,休息1~2分钟,再作压迫或改压迫左侧,绝不能同时压迫两侧,以免引起脑缺血(可准备阿托品,肾上腺素以便急救)。同样,一旦恢复正常心率应立即停止压迫。

如果上述办法不能缓解,运动员仍头昏、出冷汗、四肢冰凉,应立即送医院救治。

2. 心动过缓

(1)若发生心动过缓危急情况,首先在场者不要惊慌,需冷静、果断,并对病者进行保护,防止跌伤、烫伤、触电、咬伤等意外,注意保暖。

(2)立即服用备用的药品,如颠茄合剂 10 毫升,阿托品片 0.6 毫克口服,也可用异丙肾上腺素 10 毫克含舌下。

(3)若心率太缓或者停跳,须行心前区拳击和胸外心脏挤压术,争分夺秒向急救中心呼救。

【预防】

完全预防心律失常发生有时非常困难,但可以采取适当措施,减少发生率。

(1)预防诱发因素:一旦确诊后运动员往往高度紧张、焦虑、忧郁,严重关注,频频求医,迫切要求用药控制心律失常。而完全忽略病因、诱因的防治,常造成喧宾夺主,本末倒置。常见诱因:吸烟、酗酒、过劳、紧张、激动、暴饮暴食,消化不良,感冒发烧,摄入盐过多,血钾、血镁低等。运动员可结合以往发病的实际情况,总结经验,避免可能的诱因,比单纯用药更简便、安全、有效。

(2)稳定的情绪:保持平和稳定的情绪,精神放松,不过度紧张。精神因素中尤其紧张的情绪易诱发心律失常。所以运动员要以平和的心态去对待生活,避免过喜、过悲、过怒,不计较小事,遇事自己能宽慰自己,不看紧张刺激的电视,球赛等。

(3)自我监测:在心律失常不易被侦查到时,运动员自己最能发现问题。有些心律失常常有先兆症状,若能及时发现及时采取措施,可减少甚至避免再发心律失常。心房纤颤的运动员往往有先兆征象或称前驱症状,如心悸感,摸脉有"缺脉"增多,此时及早休息并口服地西泮可防患于未然。

(4)合理用药:心律失常治疗中强调用药个体化,而有些运动员往往愿意接收病友的建议而自行改药、改量。这样做是危险的。运动员必须按医生要求服药,并注意观察用药后的反应。有些抗心律失常药有时能导致心律失常,所以,应尽量少用药,做到合理配伍。

(5)定期检查:定期复查心电图、电解质、肝功、甲功等,因为抗心律失常药可影响电解质及脏器功能。用药后应定期复诊及观察用药效果和调整用药剂量。

(6)生活要规律:养成按时作息的习惯,保证睡眠。因为失眠可诱发心律失常。运动要适量,量力而行,不勉强运动或运动过量,可做气功、打太极拳。洗澡水不要太热,洗澡时间不宜过长。养成按时排便习惯,保持大便通畅。饮食要定时定量。节制性生活,不饮浓茶不吸烟。避免着凉,预防感冒。

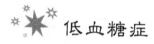 ## 低血糖症

低血糖是指血糖浓度低于一定水平而引起交感神经过度兴奋和脑功能障碍,严重者可昏迷。早期及时补充葡萄糖可使之迅速缓解,延误治疗将出现不可逆的脑损伤甚至死亡。

【病因】

运动中发生低血糖症主要是由于长时间的剧烈运动使体内消耗大量血糖;其次是运动前或运动时饥饿,体内肝糖原贮备不足,而又没有及时补充糖的消耗。此外,赛前补充糖过多、赛前精神过于紧张、赛后强烈的失望情绪或患病(如胰岛疾病、严重肝脏疾病)等,都可能使血糖含量降低导致低血糖症。

【症状】

当出现低血糖时,首先受影响的是神经系统(因为脑细胞贮糖量很少),使脑细胞工作能力下降,继而体内多个器官的功能降低。轻者有强烈的饥饿感、疲乏无力、心慌、头晕、皮肤苍白及出冷汗等。较重者神志模糊,言语不清或精神错乱(如赛跑者可转身向相反方向跑),手足颤抖步态不稳,最后甚至昏倒。

【应急处理】

(1)让运动员平卧、保暖,神志清醒者可供给热糖水或进食少量流质食物,一般经短时间后症状消失。

(2)昏迷者,可静脉注射50%葡萄糖50~100毫升,同时针刺(或指掐)人中、涌泉、合谷等穴。

(3)还可用热水泡(或热湿敷)双下肢,也可作双下肢按摩(如重推摩、擦摩),以促进下肢血液循环,有利于乳酸经血液运送到肝内,在肝细胞内重新合成为肝糖原或葡萄糖。

上述方法无效,可送医院进行救治。

【预防】

(1)对平时患病未愈(或初愈)及饥饿者,不允许他们参加长时间的剧烈运动。

(2)进行长时间耐力运动前2小时(或赛前15分钟)可按每千克体重进食1克糖,运动中还要适量地补充含糖饮料。

此外,劝告人们应吃早餐,并要注意早餐的质和量,这对预防低血糖症的发生有一定作用。

高原病

高原病亦称高山病、高原适应不全,是指运动员在登山或进行高原训练进入海拔3000米以上高原低氧环境下发生的一种特发性疾病,返回平原后迅速恢复为其特点。

【病因】

高原的特征是大气压和氧分压降低,使人体发生缺氧。海拔上升到8000米高度时,大气压(267.8mmHg)约为海平面(760mmHg)的1/3,吸入气氧分压为56mmHg。随着海拔升高,吸入气中氧分压明显下降,氧供发生严重障碍。

【症状】

(1)急性高原病:通常发生于海拔3000米以上。可分为以下几种类型,但彼此又可互相交叉、并存。

①急性高原反应:很常见。未适应者在一天内登上海拔2500～3000米以上地区后6～72小时即可发生。表现为双额部疼痛、心悸、胸闷、气短、厌食、恶心、呕吐、乏力,中枢神经系统症状与过量饮酒时相同。有些病例出现口唇和甲床发绀。一般在高原停留24～48小时后症状缓解,数天后症状消失。少数人可发展成高原肺水肿和(或)高原脑水肿。

②高原肺水肿:是最常见且致命的高原病,通常在快速进入高原地区2～4天内发生,久居者短期到海拔较低地区,再回原地也可发病,常先出现急性高原反应。头痛、乏力、呼吸困难、干咳逐渐加重,发绀、心动过速、端坐呼吸、咳白色或粉红色泡沫样痰。肺部可闻及干、湿性啰音。过劳、寒冷、呼吸道感染者较易发病。

③高原脑水肿:是罕见但最严重的急性高原病。大多数病例在进入海拔3600米以上地区1～3天后发病。表现为剧烈头痛伴呕吐、精神紊乱、共济失调、幻听、幻视、言语障碍、定向力障碍,以后发展为步态不稳、木僵或昏迷。

(2)慢性高原病:主要发生在久居高原或少数世居海拔4000米以上的人。可表现以下几种临床类型。

①慢性高原反应:急性高原反应持续3个月以上不消退者,称为慢性高原反应。表现为头痛、头晕、失眠、记忆力减退、注意力不集中、心悸、气短、食欲不振、手足麻木,有时可有心律失常或短暂性昏厥。

②高原红细胞增多症:红细胞增多是继发于高原缺氧的常见表现,是一种生理性适应代偿反应。伤者常表现头晕、头痛、记忆力减退、失眠,颜面发绀或杵状指。由于血液黏滞性过高,可有脑微小血栓形成,引起短暂脑缺血发作。

③高原血压改变:世居或久居高原者通常血压偏低,血压低于90/60mmHg时,常伴有头痛、头晕、疲倦、失眠等神经衰弱症状。如果血

压升高即可诊断为高原高血压。临床表现与原发性高血压病相似，但很少引起心、肾损害。少数高原高血压伤者可转变为高原低血压。

【应急处理】

(1)急性高原反应

①休息：一旦诊断为急性高原反应症状未改善前，不应继续登高，应卧床休息、补充液体。

②氧疗：经鼻管或面罩吸氧(1～2升/分钟)，几乎全部病例症状缓解。

③药物治疗：头痛者可应用阿司匹林、对乙酰氨基酚(醋氨酚)、布洛芬；恶心呕吐时应肌内注射丙氯拉嗪(甲哌氯丙嗪)；严重病例可口服乙酰唑胺(500毫克，每日1次，午后服)与小剂量地塞米松(4毫克，每12小时1次)，联合应用。

④易地治疗：症状不缓解甚至恶化者，应将运动员转运到低海拔区，下降300米症状即可明显改善。

(2)高原肺水肿

①休息：绝对卧床休息，注意保暖。

②氧疗：应用通气面罩吸入40％～50％氧气(6～12升/分钟)，能有效缓解呼吸急促、心动过速。有条件者可用便携式高压气囊治疗。

③异地治疗：氧疗无效时，应立即转运到低海拔区。大多数病例在海拔降低1500～3000米两天后即可恢复。

④药物治疗：不能及时转运的伤者，口服硝苯地平能降低肺动脉压、改善氧合作用并减轻症状。不要用利尿药、硝酸甘油治疗。出现房颤时，可用洋地黄和抗血小板药物。通常经上述治疗后，24～48小时内恢复。

(3)高原脑水肿

①易地治疗：如果出现共济失调，立即转运到低海拔地区。

②氧疗：应用通气面罩吸入40％～50％氧气(2～4升/分钟)。不能转运者应行便携式高压气囊治疗。

③药物治疗：地塞米松8毫克，静脉注射，继之4毫克，每6小时1

次,可静脉给予甘露醇溶液和利尿药降低颅内压。在最初 24 小时,尿量必须保持在 900 毫升以上。

④保持气道通畅:昏迷伤者注意保持气道通畅,必要时气管内插管。因该病伤者常存在呼吸性碱中毒,故不宜过度通气。

(4)慢性高原病

①易地治疗:在可能情况下,应转运到海平面地区治疗。

②氧疗:夜间给予低流量吸氧(1～2 升/分钟),能缓解症状。

③药物:应用乙酰唑胺 125 毫克,2 次/日或甲羟孕酮(安宫黄体酮)20 毫克,每天 3 次,能改善氧饱和度。

④静脉放血:静脉放血可用作临时治疗措施。

【预防】

(1)减少身体的耗氧:剧烈运动可增加机体的耗氧量。在高原低氧环境下,身体耗氧量过大,导致各器官、组织缺氧加重,可诱发高原病。

(2)免受伤和感染:高原气候寒冷,日温差大,机体受凉后极易患呼吸道感染,部分急性高原病的发生是受凉及感染后诱发的。

(3)保持心理环境和外界环境的平衡:高原适应性机制与神经系统调节有关。精神过度紧张和焦虑均不利于人体对高原环境的适应。

(4)饮食要适应高原低氧的特点:原则上要摄入足够的热量,但又要易于消化及耗氧低的食物。要保证足够的糖类、足够的蛋白质及适量的脂肪。

(5)缓慢登高:如进入高原进行训练时,不宜过快,使机体逐渐适应,可减少高原病的发生。

上呼吸道感染

鼻、鼻咽、咽、喉部急性炎症的总称,俗称"上感"。由病毒感染引起,可继发细菌感染。感染后鼻腔及咽的黏膜有充血、水肿和较多的分泌物,其中普通感冒最常见。

【病因】

致病原因与呼吸的形式有关。在通常情况下,人们以鼻式呼吸为主,而在体育活动中,由于缺氧而不得不张口呼吸,改为口式呼吸为主。这就使得寒冷干燥的空气在过于频繁的呼吸活动中破坏了上呼吸道的黏膜保护层,使之坏死脱落,有时就被病菌侵入了而感染。

【症状】

主要症状为喉痛及咳嗽,多为刺激性的干咳。这种干咳也经常在夜间发作而干扰睡眠,以致影响休息。单一咽喉炎和难以控制的干咳发病率最高,有时可高过90％。

【应急处理】

(1)卧床休息,给予高热量、多维生素流质或半流质饮食,多饮水。

(2)高热时可采取物理降温或复方阿司匹林0.42克,每日3次,口服1～2日,退热后停药。

(3)病情严重者应送往医院诊治。

【预防】

(1)避免发病诱因,保持居室空气新鲜,在气候变化时注意增减衣服,避免交叉感染。

(2)多饮水,平衡饮食,避免疲劳,注意休息,养成良好的生活作息时间。

破伤风

破伤风是一种历史较悠久的梭状芽孢杆菌感染,破伤风杆菌侵入人体伤口、生长繁殖、产生毒素可引起的一种急性特异性感染。破伤风杆菌及其毒素不能侵入正常的皮肤和黏膜,故破伤风都发生在伤后。一切开放性损伤,均有发生破伤风的可能。

【病因】

体育运动中各种皮肤破损均可能导致破伤风杆菌经过伤口侵入人体,产生毒素引起全身肌肉强直性痉挛和牙关紧闭、角弓反张等,是种特异性传染病。

【症状】

根据病情轻重及潜伏期长短分为轻、中、重三型。

(1)轻型:潜伏期 10 天以上,每日有 2～3 次肌肉痉挛性发作。

(2)中型:潜伏期 7～10 天,有明显的牙关紧闭及吞咽困难,也有角弓反张,无呼吸困难,肌肉痉挛较频繁。

(3)重型:潜伏期少于 7 天,肌肉痉挛为频繁阵发性发作,伴有明显的牙关紧闭,角弓反张,高热,呼吸困难。

【应急处理】

(1)居室内要安静,温暖,避声、光、风等响动。专人看护,防跌碰伤。

(2)深创口周围先用 1 万～2 万单位破伤风抗毒素(理想的是肌内注射破伤风免疫球蛋白 250～500 单位)封闭注射后,再将伤口内的泥土异物、坏死组织、碎骨彻底清理,不缝合,敞开创口。并用 3% 过氧化氢或 1：1000 高锰酸钾溶液反复冲洗。

(3)速转送医院或呼救医护人员前来对症治疗。

【预防】

(1)防止一切大小的创伤:由于破伤风杆菌(厌氧性芽胞杆菌)广泛存在于人畜粪便、尘土和环境中,它不能侵入正常皮肤和黏膜,只能在机体有破损时侵入机体。伤口愈深越易感染而发病。

(2)最可靠的预防破伤风发病是注射破伤风类毒素:小儿用百日咳、白喉、破伤风混合疫苗注射,可保证 5～10 年不得此病。

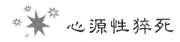
心源性猝死

心源性猝死是指运动员在健康或在已有疾病稳定的情况下,突然心跳骤停,呼吸也很快停止,脑的供血供氧立即中断的情况,又称急死,多数来不及抢救。近年来运动员猝死病例多有报道。

【病因】

猝死的原因很多,但主要是心脏疾病引起的(占首位),其中又以冠心病最为常见。心脏猝死,经大量调研的分析提示:心肌梗死及心电不稳导致的期前收缩、室性心动过速、心室扑动、心室颤动是直接死亡的原因。其次是心脏病人中因慢性腹泻、大量呕吐和长时间发热出汗,以致因血液中低镁而引起心脏骤停的猝死。再次,脑血管意外(脑出血、脑栓塞等)、急性喉炎性喉水肿、食管静脉曲张性大出血、急性坏死性出血性胰腺炎、急性中毒性痢疾,各类心脏病急性心衰等也均可引起猝死。

【症状】

猝死的显著特点是健康或是病情已处于稳定状态的运动员,在运动或比赛中出人意料地骤然发病而来不及救治。多数伤者猝死前无明显征兆,所以人们称急死为可怕的猝死。

鉴于有部分猝死运动员,在急死发生前有一些征兆。如冠心者心肌梗死前有顽固性心绞痛发作,面色苍白,出冷汗,血压下降,脉搏摸不清楚;有的较长时间不进饮食或腹泻与呕吐剧烈,因低镁或血液中镁离子不足容易引起心跳骤停;高血压运动员剧烈头痛、呕吐与半身麻木感;中毒性痢疾运动员的高热、躁动、谵妄(说胡话)等等,这些都是一些猝死的先兆。但只要提高警惕,注意预防,救治措施得当,也常有起死回生的可能。

【应急处理】

(1)凡有心脏病的运动员,要时刻警惕心脏病发作,随身携带心脏病急救药或"急救盒"。

(2)凡有高血压病的运动员,要懂得什么是"高血压危象",并随时检测血压,用中西医药控制血压。保证充足睡眠,防止情绪激动,控制体重。

(3)一旦运动员发生心源性猝死,应立即用拳头猛击其左侧心前区(以不致打断肋骨为度),反复3～5次,使机械能转变为电能,以消除伤者的异位心律,有些常被救活。同时立即实行人工呼吸(如口对口呼吸)、胸外心脏按压。在做这些抢救时,要先解开伤者领扣、腰带,拉出伤者舌头,撑开牙关(最好在上下牙间垫以橡胶、塑料或手帕之类软物,防止咬破舌头);同时保持空气流通。如有氧气设备,应立即给运动员吸氧。如有现场医药条件,可给运动员注射利多卡因,每次50～100毫克,或心脏直接注射肾上腺素、肌内注射去甲肾上腺素或阿托品(以上药物均为每次1支)。

(4)对因低镁引起的心脏突停,可采用25%硫酸镁10毫升肌内注射,必要时2小时后再重复注射1次。为防止运动员被救活后再发生心脏骤停,除采用"心源性猝死"措施抢救外,还应设法迅速补充含镁量高的食品,如米粥、玉米糊、蔬菜汁、花生酱、牛奶、鱼或肉汤等。对长期腹泻或大量呕吐的心脏病伤者,尤应十分注意镁的补给。

(5)一旦发生猝死,应一面立即抢救,一面迅速与有关方面联系,以最快速度请医生或送医院抢救。

【预防】

(1)对冠心病、糖尿病、高血压、脑动脉硬化等疾病要做到早发现、早诊断、早治疗。

(2)平时每天分多次口服阿司匹林0.3～0.6毫克,有预防冠心病的功效。

(3)减肥防胖,心情愉快,情绪稳定,保持不急不躁。

(4)戒烟酒,饮食勿过饱,保持大便通畅。

(5)猝死前常无先兆,心搏收缩停止未超过 4 分钟,抢救及时,约有半数存活,如超过 6 分钟存活率很小。因此,关键在于预防。

(6)长期口服普萘洛尔可使心肌耗氧减少,缩小梗死面积,对冠心病心源性猝死的预防有较好效果。

(7)心绞痛急性发作时,运动员常突然面色苍白,大汗淋漓,血压下降,特别是出现室性期前收缩时,常是猝死的预兆。及时抢救是预防猝死的关键。

 ## 运动性心绞痛

心绞痛是冠心病引起的一个急性发作症状,由于冠状动脉粥样硬化使心肌血管变窄、血流量减少,此时若再遇劳累、运动、情绪激动紧张等加重心脏负担的情况,常诱发心绞痛。

【病因】

可能与脂质代谢紊乱,三酰甘油、胆固醇、低密度脂蛋白增高、高密度脂蛋白降低,以及随年龄增长的动脉管壁正常结构和机能缺陷有关。高血压、长期吸烟、糖尿病、肥胖、遗传、A 型性格、血尿酸增高以及某些内分泌病为常见的易患因素。

此外,血小板和凝血机制改变在冠脉粥样硬化形成中也具有重要作用。

【症状】

心绞痛常常发生在劳累、运动、受寒和情绪激动时,胸骨后突然发生范围不太确切的闷痛、压榨痛或紧缩感,疼痛向右肩、中指、无名指和小指放射。运动员自觉心慌、窒息,有时伴有濒死的感觉。每次发作历时 1~5 分钟,很少超过 15 分钟。不典型的心绞痛表现多种多样,有时仅有上腹痛、牙痛或颈痛。

经常在冷的地方锻炼,喝冷饮料,不做伸展运动和按摩,不喝盐水会使病情更严重。

【应急处理】

(1)立即让运动员停止一切活动,坐下或卧床休息。含服硝酸甘油片,1～2分钟即能止痛,且持续作用半小时;或含服吲哚美辛1～2片,5分钟奏效,持续作用2小时,也可将亚硝酸异戊酯放在手帕内压碎鼻嗅,10～15秒即可奏效。但有头胀、头痛、面红、发热的副作用,高血压性心脏病伤者忌用。

(2)若当时无解救药,可指掐内关穴(前臂掌侧横纹上2寸,两条筋之间)或压迫手臂酸痛部位,也可起到急救作用。也可用手持五分硬币,用硬币边缘按压至阳穴(位于背部第7胸椎下,运动员卧位低头垂臂,两侧肩胛角下缘连线交于脊背正中点即是此穴),每次按压3～6分钟,心绞痛即可缓解。若每日定时按压3～4次至阳穴,可有效防止心绞痛发作。

(3)休息片刻,待疼痛缓解后再送医院检查。

【预防】

注意选择良好的锻炼环境,准备活动要充分,在室内有空调的健身房休息,让练习者在良好的环境中锻炼。

(1)积极防治高血压、高血脂等冠心病的危险病因。

(2)戒除烟、酒、高脂饮食等不良嗜好,坚持以素食为主,避免饱餐、保持大便通畅。

(3)保持心情舒畅、坚持体育锻炼,避免过分激动。

(4)常备药:硝酸甘油片、速效救心丸、吲哚美辛等,而硝酸甘油片、速效救心丸要随身携带,尤其外出时更要形影不离。

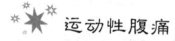

运动性腹痛

腹痛是临床上最常见的症状之一,在运动时会发生,尤腹痛以中长跑、马拉松跑、公路自行车、篮球、射箭等项目发生率最高。运动时腹痛的原因极为复杂,不单是由于运动引起了机能失调和肝脾瘀血等,而且还可能融合着各种腹部内科疾患,例如可能是由于慢性疾病因激烈运动而导致急性发作,或由于运动时发生了急腹症等,因此需要认真对待,妥善处理,防止意外。

【病因】

(1)准备活动不充分:开始运动时运动量过大,由于内脏器官功能还没有提高到应有的运动水平就加大了运动强度,特别是心肌力量较差时,搏动无力,影响静脉血回流,下腔静脉压力上升,肝静脉回流受阻,从而引起肝脾瘀血肿胀,增加了肝脾被膜张力,以致产生牵扯性疼痛。

(2)胃肠痉挛:运动时胃肠发生痉挛引起腹痛,轻则钝痛、胀痛,重者呈阵发生性绞痛。其疼痛部位多在脐周及腹上部。发生这类腹痛,可在腹部热敷以缓解痉挛

(3)腹直肌痉挛:多发生在夏季,进行较为剧烈的运动时,由于大量水、盐丢失,体内代谢失调,加上疲劳,可引起腹直肌痉挛性疼痛。

(4)呼吸节律紊乱:大运动量锻炼时,破坏了均匀的有节奏的呼吸,使吸氧量下降,造成体内缺氧,导致呼吸肌疲劳,膈肌疲劳后减弱了它对肝脏的按摩作用,导致肝脏瘀血肿胀而引起腹痛。

【症状】

其疼痛部位多发生在右上腹,其次是左上腹和下腹部,呈钝痛或胀痛。

【应急处理】

(1)在运动中发生腹部疼痛时,不单是运动性疾病的运动中腹痛,还有可能是内脏器质性病变及其他内科疾病引发,尤其是首先要考虑到急腹症发生的可能性,要迅速准确地做出鉴别,停止训练送医院急救。

(2)腹痛在没有明确诊断前,不能服用止痛药,因为会掩盖病情造

成误诊。

（3）一般运动过程中腹痛时，可适当减速，调整呼吸，并以手按压。如果用上述方法疼痛仍不减轻并有所加重时，即应停止运动，进行检查，找出原因，酌情处理。

（4）如属胃肠痉挛，可针刺和手压或手指点揉内关、足三里、大肠俞、阳陵泉、承山等穴，亦可用阿托品0.5毫克即刻注射，或口服"十滴水"。如属腹直肌痉挛，可作局部按摩和背伸动作，拉长腹部肌肉。

（5）速转送医院查明原因对症治疗。

【预防】

（1）遵守科学训练原则，循序渐进地增加运动负荷，加强全面身体素质训练和专项技术训练。

（2）长跑或公路自行车运动员要注意跑（或骑）速的合理分配，不宜速度增加过快，并注意调整呼吸节奏。

（3）参加剧烈运动和比赛前要作好充分的准备活动。

（4）不要吃得过饱和饮水过多，也不要吃平时不习惯吃的食物，饭后应休息1.5～2小时后才进行剧烈运动。

（5）病末痊愈者要在医生指导下适当参加体育活动。

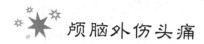
颅脑外伤头痛

颅脑外伤是指头颅和脑受到暴力撞击后所遭受的外伤，一般包括颅骨和脑组织的直接损伤，如颅骨骨折、脑挫裂伤等等；脑组织的继发性损害，如颅内血肿、脑水肿、急性颅内压增高等；临近组织器官的损害，如颈椎、颈髓、颈部肌肉的损伤。头痛是颅脑外伤患者临床常见的症状之一。

【病因】

头部损伤后出现的头痛，除一小部分是颅内因素引起外，大部分都是颅外因素造成。颅内损伤造成蛛网膜下腔出血与硬膜下血肿，颅外因素造成的头痛由局部头皮组织损伤,精神刺激,颈神经的损伤等因素造成。

【症状】

(1)外伤后有较长时间的头痛,头晕,健忘,失眠等神经机能症状,头痛多为胀痛,钝痛或持续样疼痛,也有的人表现为偏头痛,时轻时重,重则伴恶心,呕吐。

(2)除头痛外,有自主神经系统症状,如恶梦,失眠,耳鸣,目眩,易心烦以及心悸气短和疲倦等,同时有大脑皮质功能活动降低的症状,如记忆减退,注意力不集中,急躁,恐惧,喜静,肢体震颤等。

(3)一般的阅读,脑力和体力劳动,气候变化,以及精神受到刺激时,均可使头痛加重。

【应急处理】

(1)可适当地给予药物治疗头痛、头晕等症状。

(2)手法治疗:取太阳、百会、风池、肩井、风府、天宗、率谷、鱼腰、攒竹、天柱、角孙、天冲、曲池、合谷、印堂、头维、大椎、缺盆等穴。用一指禅推法从印堂开始,上沿前额发际至头维、太阳、鱼腰、攒竹;再回至印堂穴,往返进行,然后按揉印堂、攒竹、太阳、百会穴;再抹法自印堂向上循前发际至太阳穴、往返进行数次;用一指禅推法沿项部自天柱、风池、肩井、大抒穴顺次上下往返进行,然后指按风府穴,最后拿天柱、风池、肩井穴;以五指拿法拿头部,然后以大指推两侧桥弓穴,再以大指偏峰及四指指腹在头部侧面的头维、率谷、角孙、天冲穴等用扫散法,最后在额部用抹法,以按太阳、拿合谷结束。

(3)若按摩治疗效果不理想者,可采用针灸、气功、心理疗法等,以提高疗效。

【预防】

(1)运动前要做好充分的准备活动。

(2)运动中要注意加强保护和自我保护。

颈部疲劳性疼痛

颈部肌肉疲劳是颈肩痛的一种常见病因,引起颈部肌肉疲劳的因素较多,与之有关的职业有射击、射箭运动员等。

【病因】

本病多因射击运动中的强迫体位造成,使颈部肌肉长期处于痉挛状态,使部分肌纤维损伤断裂,以致形成固定的疼痛点,日久不易消除。

【症状】

运动员颈项部肌肉不适,以颈部疼痛,酸胀为主,疼痛可向肩背部放射,疼痛可因劳累诱发,也可因寒冷,阴雨天加重,颈部活动时,偶尔可有响声,有时可摸到局部有硬化的索状物,若在头颈部做适当的推拿按摩,理疗等,自感痛减和舒适。颈部肌肉疲劳的持续,不但给患者带来疼痛,同时会影响工作、学习和睡眠,甚至可导致颈椎的退变及生理弯曲的改变,引起更严重的神经症状。

【应急处理】

(1)加强颈部功能锻炼

①颈部前屈后伸:随呼吸,头缓慢后仰望和前俯望地,各3～5次。

②颈部侧屈:在深呼吸下进行,吸气时头向左偏,呼气时使用头部还原。然后,在深吸气时使头向右偏,呼气时头部还原。

③颈部旋转:头先向左侧转,继而自右侧旋转,反复2～3次,最后使头颈部做大回转动作,先向左侧回转1次,再向右侧回转1次。

(2)颈部热敷:可在每日冲凉时,用热淋浴冲洒颈肩部5～10分钟。或用热水袋热敷颈项部15～30分钟。可促进颈部血液循环,减轻肌肉痉挛,从而消除颈肩部疼痛。

(3)手法治疗:取风池、风府、大椎、缺盆、天宗、太阳、百会、曲池等穴。采用揉法(沿颈后由上至下反复揉按数遍,以放松颈部肌肉)、拿法

(患者端坐,医者站在患者身后,用拇、食、中指或其他四指,在患者颈部两侧做拿法,从枕部风池穴到大椎穴,由轻而重,再由重而轻,反复3~5次)、推法(医者用拇指由上至下推数遍,有热感为度)、拨筋法(医者站在患者身后或侧后身,用单手或双手拇指,指腹外侧缘,对患者颈部僵硬的肌筋进行由里向外,由上往下拨3~5次)进行按摩治疗。

【预防】

(1)平时要注意加强关节周围肌肉力量和韧带柔韧性练习,提高关节稳定性和活动度。

(2)运动前要做好充分的准备活动。

(3)运动中要注意加强保护和自我保护。

(4)本病须注意工作姿势,尤其对长期从事单一动作者更为重要。

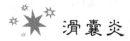 滑囊炎

滑囊是结缔组织构成的密封小囊,囊内含有少量滑液,多位于关节附近,介于肌肉或肌腱附着处与骨隆起之间,其作用是减少肌肉、肌腱与骨之间的摩擦。

【病因】

滑囊损伤可分急性和慢性损伤两类。

(1)急性挫伤:在直接外力作用下使滑囊壁受到损伤而发生创伤性炎症,如赛跑、排球、足球运动中因跪倒时膝盖碰地而引起髌前滑囊炎;足球守门员扑出救球将球抱住时,肘后鹰嘴撞地而引起肘后滑囊炎。

(2)慢性损伤:由于局部活动过多,使滑囊壁受到反复磨损。例如,竞走、长跑运动中,因运动负荷安排不当,膝关节长时间地在一定范围内作屈伸活动,使膝外侧的髂胫束不断地前后滑动,与股骨外髁发生反复摩擦,导致膝外侧滑囊损伤;体操做转肩动作或排球跳起扣球时,上臂反复地过度外展、外旋,使肱骨大结节经常与肩峰相互碰撞,导致肩峰下滑囊因反复受到挤压而受伤。

【症状】

急性创伤性滑囊炎者,疼痛较明显,活动时疼痛加剧,如膝部滑囊炎时,膝部疼痛,在跳跃、上下楼梯等小腿用力屈伸活动时更痛。慢性滑囊炎者疼痛较轻,常在运动中做某一个动作时出现疼痛。滑囊急性损伤后,滑液分泌增多或出现血肿,因而滑囊肿大,尤以髌前滑囊炎、肘后滑囊炎等较为明显,可看到或摸到边界不确切、大小不同的囊性肿块,并有较敏锐压痛;慢性滑囊炎因囊壁增厚,肿块或小结节界限一般较清楚,也有压痛。

【应急处理】

(1)急性期应暂停运动,局部可外敷消炎、活血、消肿、止痛药,或穿刺抽液后再加压包扎,也可穿刺抽液后注入考的松类药物并加压包扎。

(2)慢性滑囊炎者,理疗、针灸、考的松类药物囊内注射等都可选用,注意控制局部负担量。

(3)经保守治疗无效,疼痛较重,影响活动或关节功能,囊壁增厚和病程较长的患者,可考虑手术切除滑囊。

【预防】

(1)平时要注意加强关节周围肌肉力量和韧带柔韧性练习,提高关节稳定性和活动度。

(2)运动前要做好充分的准备活动。

(3)运动中要注意加强保护和自我保护。

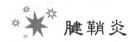

腱鞘炎

腱鞘又称腱滑液鞘,它是由两层纤维膜构成的长形管,其内层覆盖于肌腱的表面,外层附着于肌腱周围的韧带及骨面上,两层之间有滑液。腱鞘位于经过关节和骨隆起处的肌腱上,它的作用是减少肌腱活动时的摩擦和防止肌腱被拉紧时向侧方滑移。

创伤性腱鞘炎在体育运动中非常多见,其中以桡骨茎突部、手指屈肌腱、肱二头肌长头肌腱的腱鞘炎更多见。

【病因】

多因训练安排不当造成局部使用过度所致,发病部位与运动项目密切有关。由于肌肉反复收缩,使肌腱与腱鞘发生过度摩擦而引起肌腱腱鞘创伤性炎症。

(1)桡骨茎突部腱鞘炎:此处是拇短伸肌和拇长展肌总腱鞘:在桡骨茎突外侧有一窄浅不平的腱沟,两腱被约束在这一狭窄不平而又较坚硬的骨韧带通道内。小口径步枪射击时的托枪动作和举重时的举杠铃锁腕动作等,都有手腕背伸并向桡侧倾斜,使拇短伸肌和拇长展肌肌腱在桡骨茎突部约弯曲105°,并在狭窄的沟内反复来回滑动,不断地相互摩擦而引起腱鞘炎。必须指出,拇指与腕部活动过多,都可引起此种损伤。

(2)手指屈肌腱腱鞘炎:在每个掌骨颈掌指关节的掌侧,各有一浅沟,形成由骨与韧带构成的骨性纤维管,拇长屈肌或指浅屈肌、指深屈肌的肌腱分别通过此管进入拇指或第2、3、4、5指。凡手指反复用力或抓持重物的运动项目和劳动者,都可以因肌腱与腱鞘频繁地摩擦而引起损伤。

(3)肱二头肌长头肌腱腱鞘炎:肱二头肌长头肌腱穿出肩关节囊后,进入肱骨结节间沟。沟的前面有横韧带,形成一个由骨与韧带构成的通道。由于肩关节反复的超常范围的转肩,或上臂外展外旋,或上臂上举后又突然后伸等,使该肌腱在结节间沟内反复抽动和横行滑动,发生不断摩擦而造成损伤。

(4)踝部腱鞘炎:因踝部活动过多,引起肌腱与腱鞘不断摩擦而造成肌腱腱鞘创伤性炎症。例如,经常用足尖跑,容易发生腓骨长、短肌腱鞘炎;竞走运动时因足跟先着地,可引起胫骨前肌、跬长伸肌和趾长伸肌腱鞘炎;经常用足尖跑、跳和踏跳的人,可发生胫骨后肌和跬长屈肌腱鞘炎等。

【症状】

伤后出现疼痛、肿胀、压痛和功能障碍等。

(1)桡骨茎突部腱鞘炎:桡骨茎突部疼痛,可呈慢性进行性加重。轻者在拇指活动时出现局部疼痛,严重者疼痛可向前臂和肩部放射,拇指及腕部运动功能障碍。桡骨茎突部有轻度肿胀,局部压痛敏锐,可触及腱鞘肥厚发硬的肿块。严重者在伸和外展拇指时可触及摩擦音或弹响。屈拇握拳后向尺侧倾斜则发生剧痛。

(2)手指屈肌腱腱鞘炎:掌指关节掌侧疼痛,有时疼痛可向腕部放射,手指活动时疼痛加重或活动不便,进而手指不能伸直和屈曲,扳动手指时因强迫肌腱的膨大部挤过腱鞘的狭窄处而发生弹响,并有局部压痛,可触及肌腱肥厚而成的小结节。病程较长者,疼痛可以完全消失,只有交锁或弹响现象,故称为扳机指或弹响指。

(3)肱二头肌长头肌腱腱鞘炎:肩前部疼痛,并可向上臂前方和三角肌下放射,肩关节活动明显受限,上臂外展上举并向后作反弓动作时局部疼痛加重。肱二头肌长头肌腱(结节间沟处)有明显压痛和轻微的摩擦感,提物或肱二头肌抗阻力收缩时常有疼痛。

(4)踝部腱鞘炎:因受伤腱鞘不同,疼痛部位也不同。腓骨长、短肌腱腱鞘炎时,外踝后方疼痛;趾长伸肌和胫前肌腱鞘炎时,踝前部疼痛;胫后肌、趾长屈肌腱鞘炎时,内踝后下方疼痛。踝关节蹬地时出现疼痛、乏力、甚至跛行。局部有肿胀、压痛,并可触及摩擦感,作肌肉抗阻力收缩时常有疼痛。

【应急处理】

(1)急性期及发病不超过一个月的患者,应暂停足尖跑、跳或手腕部等的专项练习,可采用局部固定、中药外敷或熏洗、理疗、针灸等,其中以石膏固定2～4周,或泼尼松龙与普鲁卡因混合液作局部注射的效果较好。

(2)若经保守治疗无效或病程较长又影响活动时,可考虑手术治疗。

【预防】

(1)合理安排训练,避免单一的训练方法,防止局部负荷过多,这是预防创伤性腱鞘炎的主要措施。

(2)运动前做好充分的准备活动,运动中或运动后,对负荷较大或易伤的部位进行局部按摩或热敷,都有利于该伤的预防。

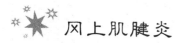 冈上肌腱炎

因劳损、外伤或感受风寒湿邪而致冈上肌肌腱发炎,当肩关节活动在一定范围内产生疼痛者称为冈上肌肌腱炎。

冈上肌是肩腱袖的一个组成部分,有悬吊肱骨及协助三角肌外展的功能。冈上肌起于肩胛骨冈上窝,肌腱在喙肩韧带及肩峰下囊下,肩关节囊之上通过,止于肱骨大结节。其位于肩腱袖的顶部,附着处呈弯曲状,血液供应较差。肩关节外展、旋外时,冈上肌腱经常受到肩峰和喙肩韧带的挤压摩擦。肩关节在静止状态时,冈上肌腱则受上肢重力的牵拉。

【病因】

冈上肌损伤比较常见,多因摔跤、抬重物或其他体力劳动而损伤,又因频繁的外展肩部,造成冈上肌肌腱在肩峰与大结节摩擦损伤或肩部外展起动时用力过度直接损伤该肌腱,肌腱无菌性炎症在肩外展时疼痛尤为明显。若长期缺血性肌腱炎,导致病变纤维组织上钙盐沉积,发生肌腱钙化,加重肌腱与肩峰的摩擦,炎性疼痛反应更甚。

【症状】

本病一般起病缓慢,常有轻微的外伤史或受凉史。肩部外侧疼痛,有时在三角肌附着点附近亦感觉反射性疼痛。

急性期肩部红肿,皮温升高,甚至出现低热,压痛明显,压痛点主要位于肩峰下滑囊至肱骨大结节处,可放射至三角肌止点,前臂和手指。

旋转肌痉挛明显,肩关节外展活动受到严重限制。

在亚急性期,肩峰下滑囊压痛明显,三角肌止点也有压痛。有时在肱骨大结节上方扪到一个可滑动的小结节。旋转肌出现痉挛,肩关节活动受限。

【应急处理】

(1)以1%普鲁卡因或利多卡因加确炎松作肩峰下及大结节处封闭注射,每周1次,连续3~4次。在非注射日配以辐射热、超短波、中药离子透入等物理方法治疗,促使肌腱炎症反应消退,疼痛减轻,并可配以消炎镇痛剂口服之。在急性期应以三角巾悬吊制动,卧床休息时将患肢置于外展30°位并以枕头垫起,以减轻肩部肌肉痉挛。慢性期采用适宜体疗逐渐加强辅助之,促进痊愈。

(2)若有大量钙盐沉积,且上述保守治疗无效者,也可采用冲洗法,一旦钙盐被排出后,患者顿觉疼痛明显缓解,肩关节活动功能也改善。

(3)症状持续不退,功能受限,非手术治疗无效。

【预防】

(1)在进行大强度运动前先热身。

(2)逐步增加训练强度。

(3)穿合脚的鞋子,特别是参加需要不断跑动的田径、越野跑或打篮球运动时。

(4)对于那些由于使用球拍运动而患肱骨内、外髁炎的患者,更换一个拍面大一些的球拍可能会预防再次损伤(新球拍不要比原来的重量重)。一些专家认为这种球拍可以减弱传导至手臂的振动。

 胫腓骨疲劳性骨膜炎

胫腓骨疲劳性骨膜炎是初参加运动训练的人,尤其是青少年较常见的运动损伤,具有典型的运动史、发病史和反复疼痛史。

【病因】

目前公认本病是因局部骨组织过度负荷所致,但对引起骨组织过度负荷的外力来源及其作用方式解释不一,归纳起来有以下两种学说。

(1)肌肉牵扯学说:由于过多的踏跳和后蹬跑,使屈拇(趾)肌群和胫后肌等小腿屈肌反复收缩,引起肌肉附着部长期受到牵扯、挫伤或紧张,导致骨膜与骨质的正常联系遭受破坏,出现骨膜松弛、瘀血、水肿、出血等一系列病理性改变。也有人认为,当跑或跳前足着地时,地面反作用力使胫前肌紧张所致。

(2)应力学说:胫骨是支撑负重骨,胫骨体略向前突,并呈轻微的"S"形侧弯,因而,力的作用线与胫骨中心轴线不重叠。在跑和跳时,身体重力和地面反作用力对胫骨凸面产生拉张力,对凹面产生压张力,同时,骨内部产生相对应的拉应力和压应力,构成了矛盾平衡的两个方面。若跑跳运动过多或受力不当,使骨内部应力的提高跟不上外力的增加,导致矛盾平衡关系的改变,受到影响最大的是胫骨凸面最外层的骨膜,引起骨膜松弛或分离、瘀血、水肿等一系列病理性改变,甚至发生局部骨质脱钙或断裂。

【症状】

一般都无直接外伤史,但有跑跳运动过多史,发病缓慢,征象逐渐加重。疼痛是本病的主要自诉症状。初期多在运动中或运动后出现小腿骨疼痛,休息后常可消失,再参加运动时又出现疼痛。若继续参加负荷较大的跑跳运动,疼痛逐渐加重,部分患者有夜间疼痛,个别严重者跛行。

急性期多有可凹性水肿,拟小腿下段较明显。胫骨内侧面、内后缘或腓骨下端有压痛,但压痛点一般都与肌肉附着处无明显关系。病程较长的患者,在胫骨内侧面上常能触摸到小结节或肿块,压之锐痛;腓骨疲劳性骨膜炎者,可见腓骨下端膨隆。

后蹬痛是胫腓骨疲劳性骨膜炎的重要体征,即患者用足尖用力向后蹬地时出现疼痛,但用一般的抗阻屈踝屈趾试验时并无疼痛。早期

X 线片上常无阳性片像,晚期且反复发作的患者,多有骨膜增生反应。症状长期不见好转、局限性压痛显著的患者,应 X 线拍片检查以排除疲劳性骨折。

【应急处理】

(1)早期症状较轻的病人,无需特殊治疗,用弹力绷带裹扎小腿,减少下肢运动,休息时抬高患肢,大多数患者都可痊愈。

(2)经常疼痛或运动后疼痛较重的病人,应休息并用弹力绷带裹扎小腿,抬高患肢,可配合中药外敷、按摩、针灸、碘离子透入等。

(3)治愈后重新参加训练时,运动负荷要逐渐增加,以免再发。

【预防】

(1)要合理安排运动负荷,注意改进训练方法,避免局部负荷过度,尤其是初参加训练的青少年,更不要过于集中地进行跨步跑、后蹬跑、高抬腿跑或跳跃练习等。

(2)正确掌握跑跳技术,注意动作的放松和落地的缓冲。

(3)要避免在过硬的场地上进行跑跳练习。

(4)做好准备活动。

(5)防止运动后受凉以及采用热敷或热水浴、按摩等方法及时消除小腿肌肉疲劳。

肱骨内上髁炎

由急性损伤或慢性劳损引起肱骨内上髁或周围软组织无菌性炎症,又称高尔夫球肘。肱骨内上髁为桡侧腕屈肌群和旋前圆肌的起始点,肱骨内上髁炎的病机与肱骨外上髁炎(网球肘)相似,但作用的外力相反。

【病因】

本病多为慢性损伤引起。患者以从事前臂旋外、屈腕运动为主者,如网球运动员等多见。由于前臂屈肘时反复、紧张地收缩、牵拉而发生疲劳性损伤。

急性扭挫伤和积累性损伤引起屈肌群和旋前圆肌起点部位的牵拉,造成肌腱附着点的出血或渗出,形成小血肿和局部损伤性炎症肿胀,刺激或挤压尺神经,引起疼痛。若治疗不及时,形成粘连,肌肉收缩时引起疼痛。

【症状】

肘内侧疼痛,不能提重物,拧衣服痛重,前臂旋前、屈腕时疼痛加重,压痛点在肱骨内上髁及周围软组织,屈肌群抗阻试验阳性(伸肘、伸腕、旋后位抗阻引起肱骨内上髁疼痛)。

【应急处理】

(1)一般治疗:休息、局部热敷或红花油等外用,症状重、发病急者可三角巾悬吊患肢,腕部制动1～2周。

(2)药物治疗:主要为非甾类抗炎药,如双氯芬酸25毫克,每天3次。

(3)痛点阻滞:在肱骨外上髁压痛最明显处注射1%利多卡因、维生素 B_{12} 0.5毫克、得宝松3～4毫克混合液2～3毫升,每周1次,3次为一个疗程。

(4)物理治疗:可在压痛点处行激光、超激光等治疗。

(5)手法治疗

①推滚前臂活血法:病人仰卧位,平臂伸肘。术者位于伤侧,坐于低凳上,先用一手掌自下而上推前臂腕屈肌数遍;继之,用手的小鱼际部往返滚腕屈肌3～5分钟,以达到活血之目的。

②揉搓局部散瘀法:病人仰卧位。术者用手掌或大鱼际部反复揉搓病变局部3～5分钟,以达到散瘀消炎及祛痛之目的。

③推按伸屈回旋法:病人仍取仰卧位。术者用一手拇指按压于肘内侧疼痛部位,另手握伤肢腕部,两手协同推按、屈伸及回旋肘关节,以达到剥离粘连,滑利关节之目的。

④旋臂过伸理筋法:病人取坐位。术者立于伤侧,用一手托握伤时,另手握伤肢腕部,先将肘关节屈曲、前臂外旋,并嘱病人充分伸腕,然后迅速用力托肘,将肘关节过伸;继之,在肘过伸位用中、无名二指推理、按压该肌腱数遍,以达舒筋之目的。

(6)手术治疗:对经久不愈的反复发作者,可据具体情况选择皮下神经血管束切除术、伸肌总腱附着点松解术等。

【预防】

在日常生活或运动中,尽可能变换姿势,防止再发生劳损。

肱骨外上髁炎

由急慢性损伤造成肱骨外上髁周围软组织疼痛称为肱骨外上髁炎。由于本病多见于网球运动员,亦称网球肘。

本病常因慢性积累性劳损,导致肱骨外上髁腕伸肌腱附着处发生撕裂,出血机化形成纤维组织致病。本病名称较多,如肱骨外上髁综合征、肱桡关节外侧滑膜囊炎、肱骨外上髁骨膜炎、网球肘等。

起于肱骨外上髁部的有桡侧腕长伸肌、桡侧腕短伸肌、肱桡肌、旋后肌等,主要功能为伸腕、伸指,其次使前臂旋后。当腕背伸或前臂旋外过度都会使附着于肱骨外上髁部的腕伸肌腱、筋膜受到牵拉而致伤。

【病因】

本病病因可多种原因引起。由于跌仆闪扭,或运动时被强力扭转,或劳动时前臂及腕部用力过度,或较长时间提携重物等,均可引起本病。但无论何种原因,受伤时前臂多处于旋前位,伸肌群的突然收缩而引起本病。本病的病理变化较为复杂,常有肌纤维在外上髁部分撕脱,或关节滑膜内支配伸肌的神经分支的神经炎,或桡骨环状韧带变性,或肱骨外上髁骨膜炎等。其局部反应多有充血、水肿,或渗出、粘连等。

(1)桡侧伸腕肌起点的骨膜撕裂,引起骨膜下出血,形成小血肿,血肿钙化、骨化,刺激伸肌群引起疼痛。

(2)慢性劳损,如乒乓球、网球中的"反拍"击球,前臂经常处于紧张旋前、伸腕活动,使桡侧伸腕长、短肌经常处于紧张状态,牵拉周围软组织引起肌痉挛,从而挤压肌肉间的血管神经束引起疼痛。

(3)由于桡侧伸腕短肌起点的炎症作用,刺激与其相交组织的桡侧副韧带引起炎症,桡侧副韧带止于桡骨小头环状韧带,又造成环状韧带炎症,形成肘外侧结构的疼痛。此外还有人认为桡侧伸腕肌群深层与肱桡关节间的滑囊炎引起疼痛。

【症状】

症状往往逐渐出现。初始为做某一动作时肘外侧疼痛,休息后缓解,以后疼痛转为持续性,轻者不敢拧毛巾,重者提物时有突然"失力"现象。一般在肱骨外上髁部有局限的压痛点,压痛可向桡侧伸肌腱总腱方向扩散。局部无红肿现象,肘关节屈伸活动一般不受影响,但有时前臂旋前或旋后时局部疼痛。晨起时肘关节有僵硬现象。因患肢在屈肘、前臂旋后位时疼痛常缓解,故患者多取这种位置。部分患者每在肘部劳累、阴雨天时疼痛加重。

【应急处理】

(1)一般治疗:休息、局部热敷或红花油等外用,症状重、发病急者可三角巾悬吊患肢,腕部制动 1～2 周。

(2)药物治疗:主要为非甾类抗炎药,如双氯芬酸 25 毫克,每天 3 次。

(3)痛点阻滞:在肱骨外上髁压痛最明显处注射 1% 利多卡因、维生素 B_{12} 0.5 毫克、得宝松 3～4 毫克混合液 2～3 毫升,每周 1 次,3 次为 1 个疗程。

(4)物理治疗:可在压痛点处行激光、超激光等治疗。

(5)手术治疗:对经久不愈的反复发作者,可据具体情况选择皮下神经血管束切除术、伸肌总腱附着点松解术等。

【预防】

(1)肱骨外上髁炎的发病与慢性损伤有关,因此,运动强度不宜过大。

(2)平时注意锻炼身体,主动活动上肢关节,增强肌力,有助于防止本病的发生。

 紫外线眼炎

在登山运动时未戴太阳镜等情况下,都会使眼睛受到日光中强烈紫外线的照射或反射而引发急性紫外线眼炎的发生。紫外线眼炎也叫作"雪盲"。

【病因】

原因是因为双眼没有墨镜保护,眼角膜很容易受伤,因为无论是否有阳光照射,雪地反光都非常强烈,若是艳阳天在雪地中活动,在数小时之内即可造成严重的紫外线眼炎。

【症状】

通常在遭受强光照射 6～8 小时后,运动员自觉双眼剧烈疼痛,好像有沙子在摩擦,同时大量流泪、眼皮红肿、强烈畏光而不敢睁眼。

【应急处理】

(1)立即让运动员躺下,闭眼,用冷水毛巾在眼部进行冷敷。此法不仅可减轻运动员眼睛充血,而且可有快速止痛的作用。冷效应持续到运动员眼痛缓解为止。救助者应及时为伤者更换冷毛巾,以保证冷敷效果。

(2)若能找到 1% 地卡因眼药水,用其点眼可收到立竿见影的止痛效果。此药为表面麻醉剂,以其点眼后必须注意保护眼睛,可掩盖包扎双眼,以免感觉不敏感而进入异物后不能及时发现,造成眼部损伤。

(3)当眼痛发作时,若找不到上述药品,可用新鲜的人奶或煮开后冷却的牛奶点眼,也可起到保护眼球,减轻疼痛的作用。

(4)眼痛缓解后,眼内要点入氯霉素眼药水以防继发感染。此后应包扎双眼或带深色眼镜。以使眼睛得到休息。尽量减少眼球的转动和磨擦。一般经过1~2天即可痊愈。

(5)若有必要,送医处理。

【预防】

在7000米以下的冰雪地带或烈日下,戴深色防护镜;在7000米以上高山上,戴专门防御紫、红外线的高山眼镜。

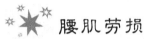 **腰肌劳损**

腰肌劳损是指腰骶部肌肉、筋膜以及韧带等软组织的慢性损伤,导致局部无菌性炎症,从而引起腰臀部一侧或两侧的弥漫性疼痛。本病又称腰臀肌筋膜炎或功能性腰痛,是慢性腰腿痛中常见的疾病之一。

【病因】

多由急性腰扭伤后失治、误治,反复多次损伤;或由于运动中长期维持某种不平衡体位,如长期从事弯腰工作;或由于习惯性姿势不良等引起。腰骶椎先天性畸形者,使腰骶部两侧活动不一致,更易导致腰骶部软组织的疲劳而引起腰痛。

【症状】

长期反复发作的腰背部酸痛不适,或呈钝性胀痛,腰部重着板紧,如负重物,时轻时重,缠绵不愈。充分休息、加强保暖,适当活动或改变体位姿势可使症状减轻,劳累或遇阴雨天气,受风寒湿影响则症状加重。

腰部活动基本正常,一般无明显障碍,但有时有牵掣不适感。不能久坐久站,不能胜任弯腰工作,弯腰稍久,便直腰困难,常喜双手捶击腰背部。

急性发作时,诸症明显加重,可有明显的肌痉挛,甚至出现腰脊柱侧弯,下肢牵掣作痛等症状。

【应急处理】

(1)药效较好的多为非甾体类抗炎镇痛药、肌肉松弛药、局部封闭药物等,但使用时间过长会导致药物的依赖性。

(2)理疗、针灸均可以达到活血化淤、疏通经脉的作用。

(3)可以通过卧床休息、药物治疗、理疗、按摩、持续牵引、加强腰背肌功能锻炼以及改变体位和生活习惯等保守方法得到缓解。

(4)对各种非手术治疗无效者,可施行手术治疗。

【预防】

(1)应当重视避免一些容易引起"闪腰"的动作,如弯腰持重物、出生多次反复弯腰等。

(2)一旦腰扭伤,必须休息,以防脊柱不断活动干扰损伤软经过组织的修复。

(3)在日常生活中,无论是弯腰取物、负重爬山等活动,均需保持良好的姿势,以预防腰肌劳损。

髌骨劳损

髌骨劳损是指髌骨软骨病和髌骨周缘腱止装置的慢性损伤的统称,这两种损伤可以单独发生,但往往同时存在,两者的损伤机制基本相同,症状也有相似之处,故用髌骨劳损的名称统述之。此伤在篮球、排球运动员中发生率较高。

【病因】

主要是膝关节(尤其是半蹲位姿势)长期负担过度或反复的微细损伤积累而成,因髌骨遭受一次外力撞击或股四头肌一次猛烈牵扯所致者较少。

当膝关节处于半蹲位时，内、外侧副韧带相对松弛，使膝关节稳定性下降，此时维持膝关节的稳定性主要依靠髌骨和股四头肌，因而髌骨周缘腱止部和髌韧带所承受的牵拉张力以及髌、股骨相应关节面上所承受的挤压应力较大。若半蹲位"发力"或扭转活动时，周缘腱止部和髌韧带附丽区所承受的牵拉张力更大。髌股关节面之间，凸然产生"不合槽"运动，出现挤压、捻错和磨擦。如果这些力的作用超过了组织细胞的生理负荷，就会影响局部的新陈代谢，导致局部组织细胞的损伤和破坏，从而引起腱纤维出血、变性、增生、钙化和软骨细胞肿胀、纤维变、龟裂、剥离等——系列病理改变。

在体育运动中，很多动作都要膝关节处于半蹲位(130°～150°)发力或移动，如篮球运动中的滑步防守与进攻、急停和起跳，排球运动中的起跳和滚动救球，跳远时的踏跳，跳高时的最后一步制动，投掷铁饼时的半蹲转体，短跑时的起跑等，若训练方法或运动负荷安排不当，在一段时间内膝关节的这种负荷过多，就可引起髌骨劳损。

【症状】

损伤早期和轻型患者，只在大运动量训练后感到膝关节酸软无力，休息后多可消失。随着损伤程度的加重，膝部酸软与疼痛逐渐增重，但准备活动后可减轻，运动结束又加重，休息后又可减轻。继后出现持续痛，严重时走路和静坐时也痛。出现膝软或膝痛与膝关节动作的关系密切，主要表现为半蹲痛，尤其单膝半蹲时更明显，患者常诉在运动中当膝关节半蹲发力或移动时，以及上下楼梯时都出现膝软与膝痛，甚至在半蹲发力时突然坐下或跌倒。

膝关节可有不同程度的积液。病程长、症状较重的患者，常有股四头肌萎缩(以股内肌为明显)。抗阻伸膝试验时，多数患者伸膝至110°～150°之间有疼痛。患者伸直膝关节，股四头肌放松，检查者将髌骨向下或侧方推起，用拇指或食指摸压髌骨周缘有压痛。在患膝屈曲不同位置下按压髌骨并卜下、左右推动髌骨时。可出现髌骨压痛，按压髌骨再嘱患者屈伸膝关节时，可出现疼痛。

【应急处理】

(1)加强股四头肌的力量,是防治髌骨劳损的积极手段。高位静止半蹲(站桩)若方法得当,常可收到一定的治疗效果。

(2)理疗、针灸、中药外敷、按摩、中药渗透药外敷或直流电导入、考的松类药物进行髌骨周缘痛点注射等都可选用。据报道,中药渗透药外敷是治疗髌骨劳损较有效的方法之一,其配方及使用方法如下:红花30克,生草乌30克,归尾30克,桃仁30克,生川乌30克,自然铜30克,马钱子30克,生姜5片,甘草30克。诸药物用白酒浸泡1周,浸泡时酒量应满过药物。然后将药酒滤过。酒量与药量基本相等,若酒量不足可再加白酒,装瓶备用。使用时,取6层纱布垫,将药酒滴上,以略湿为度,然后把纱布外贴在髌骨上,外盖一层塑料膜,再用绷带包扎。为了预防皮肤过敏,第一天在白天外敷1小时,第二天2小时,第三天3小时,若无皮肤过敏,第四天开始晚上敷上,次日晨取下。

【预防】

关节软骨损伤后其本身的修复能力极低,至今仍无特效的治疗方法。因此,更应重视预防。

(1)在全面训练的基础上,加强股四头肌力量的训练,对易伤项目应规定可以从事该专项训练的股四头肌的肌力标准,例如踝部负重30~40千克,40秒内完成膝关节屈伸10次以上才可参加专项训练等。

(2)每次训练课后做单足半蹲试验,以便早期发现及治疗。

(3)运动后要及时把汗擦干,注意保暖,防止着风受寒,并采用热水浴、按摩等加速局部疲劳的消除。

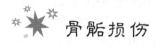 骨骺损伤

骨骺损伤是少年运动员中较常见的一种损伤,男孩多于女孩,多发生在出生后一年和青春前期生长发育加速期。

【病因】

(1)急性损伤:多由间接暴力所致。常见的暴力有剪力、撕脱力、劈裂力和挤压力。一般而言,剪力和撕脱力造成的骨骺损伤,多是骨骺从干骺端分离,如桡骨远端骨骺分离,肱骨内上髁骨骺分离等,因血管未遭损害,若处理得当,不会影响骨的生长;劈裂力和挤压力造成的骨骺损伤,常因骨骺骺板骨折同时伴有滋养血管损伤而影响骨的生长。

(2)慢性损伤:多因运动负荷或训练方法安排不当,引起局部过度负荷或肌肉反复收缩不断牵扯所致。例如,儿童过多地进行支撑跳跃练习,可引起桡骨远端骨骺炎、肱骨小头骨骺炎和股骨头骨骺炎等;股四头肌或腘绳肌的反复牵扯,可引起胫骨粗隆骨骺炎或坐骨结节骨骺炎。

此外,患坏血病、佝偻病、内分泌紊乱等疾病时,使骨骺损伤更易发生。

【症状】

骺板分离及骨折骺板附在骨骺上,且骺板的转化层较脆弱。当骨骺骨折时,可引起骺板骨折及分离。这类损伤均有明显外伤史,伤后出现疼痛,局部红肿、压痛,运动功能障碍,有的还出现畸形。

骨骺炎、多无明显外伤史,发病缓慢,症状渐起。局部有疼痛、肿胀、压痛和运动受限。

【应急处理】

骨骺分离或骨折的处理原则和方法与一般骨折基本相同,需要进行整复和固定。临床愈合的时间与损伤程度及性质有关,一般受压骨骺的骺板本身无损坏的轻型损伤和牵拉骨骺撕脱骨折者,由于愈合较快,只需同年龄儿童少年的同一骨干骨折愈合时间的一半,一般固定3周即可;而其他类型的损伤,则愈合时间需和其他同类骨折相同。对下肢受压骨骺损伤可疑者,应休息、禁止负重至少3周,半年后到医院复查。

患骨骺炎的病变关节,应减少和控制局部负荷,适当固定病变关节,对愈后有着重要的意义。同时,可配合中药外敷或内服、理疗、针灸、按摩等,亦可酌情采用。

【预防】

　　(1)运动前要做好充分的准备活动。
　　(2)运动中要注意加强保护和自我保护。

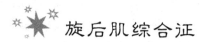

旋后肌综合证

　　旋后肌综合征是指桡神经深支,即骨间背侧神经在肘关节远侧被旋后肌卡压而产生的该肌肌力减退及麻痹为主的综合征,又称前臂骨间背侧神经卡压症、桡管综合征等,临床上较为多见。

【病因】

　　(1)职业影响:对运用前臂反复作旋转活动的职业,如举重等,因反复牵伸旋后肌而易出现旋后肌弛缓或痉挛。
　　(2)外伤:旋后肌扭挫伤后引起局部瘀血、肿胀,后期疤痕组织形成,局部粘连,常常不能完全恢复。此外,伸直型尺骨上 1/3 骨折合并桡骨头前脱位,可直接牵扯前臂桡神经深支。
　　(3)占位性病变:旋后肌腱弓肥厚,或发生脂肪瘤、腱鞘囊肿、血管瘤,直接将骨间背侧神经压迫于腱弓上。
　　本病主要表现在前臂骨间背侧神经在增厚的旋后肌腱弓处受压,神经近端粗大,呈假性神经瘤变化。受压部位神经呈苍白、变扁、有压痕,久病者旋后肌腱弓相应处亦有压迹。早期发生于旋后肌腱弓弧以下的神经外膜水肿和纤维变性,轴索一般无变化,治疗及时,预后良好。若失治、误治,骨间背侧神经长期可造成神经的局部轴索变性,常常是不可逆的。

【症状】

症状突然出现,亦可逐渐出现。最常见症状为肘外侧及前臂近端伸肌群疼痛,劳累后加重,可向近端放射。握力减弱,有时桡神经支配区有麻木感。本病的特征是垂指而不垂腕,肌肉瘫痪而感觉正常。

【应急处理】

(1)急性期适当固定患肢。

(2)运动中尽可能变换姿势,注意纠正对其有影响的姿势。

(3)手法治疗

①痛点拨筋法:患者坐位,医者坐其对面,医者一手握住患者患腕,另一手拇指于疼痛部位,屈拇指置筋结之上,深压着骨,稳力拨筋2～3次。可重复施术。

②屈肘旋转:医者与患者体位同前,医者左手掌托患肘,右手握腕,使患肢被动屈肘旋前、旋后各20次,反复操作。

③按揉法:医者与患者体位同前,在上述手法治疗后,再用拇指自肘部开始按揉至腕部。在曲池、手五里、外关、合谷及阿是穴重点按揉,每穴2～3分钟。

(4)手术治疗。

【预防】

本病的预防应注意劳逸结合,体育运动前要做好充分的准备活动,避免突然的肘部过度活动,患者治愈后仍要防止肘部吹风、着凉等。

 髌骨软化症

髌骨软骨软化症是髌骨软骨面因慢性损伤后,软骨肿胀、龟裂、破碎、侵蚀、脱落,最后与之相对的股骨髁软骨也发生相同病理改变,而形成髌股关节的骨关节病。

【病因】

本病多发生于运动员,常由慢性或急性损伤引起,如膝的长期猛烈屈伸活动,使髌股之发生长期猛烈的摩擦;或长期的直接压迫(长腿石膏在髌骨部包扎过紧);或高位或低位髌以及膝内、外翻畸形等因素,均使髌骨软骨粗糙、软化、纤维化、碎裂和脱落。损伤面积可逐渐扩大,同时股骨髁的髌面亦发生同样病变,还可以累及关节滑膜和脂肪垫,而发生充血、渗出和肥厚等改变。

【症状】

患者初为膝部不适,继而有髌骨后方疼痛无力,膝内侧隐痛,休息后症状减轻或消失,气候变化可加重病情。活动时或活动后疼痛加重,上、下楼梯尤为明显。日久则出现持续性疼痛,并可产生股四头肌萎缩,随后,自觉髌股之间有摩擦感,压迫髌骨有疼痛,尤以膝外侧压痛明显,膝关节活动度正常,但有细小摩擦音。

【应急处理】

(1)出现症状后,首先制动膝关节1～2周,同时进行股四头肌抗阻力锻炼,以增加膝关节稳定性。

(2)肿胀、疼痛突然加剧时,应行冷敷,48小时后改用湿热敷和理疗。

(3)抗炎药中"氨糖美辛"含氨基葡萄糖、有助于软骨中蛋白粘多糖的合成,口服0.2～0.4克,每日2次,既可止痛,又有利于软骨修复。

(4)关节内注射玻璃酸钠(透明质酸钠)可增加关节液的黏稠性和润滑功能,保护关节软骨,促进关节软骨的愈合和再生,缓解疼痛和增加关节活动度。通常每次注射2毫升,每周1次,4～5次为1个疗程。

(5)关节内注射醋酸泼尼松龙虽然可以缓解症状,但由于抑制糖蛋白,胶原的合成,对软骨修复不利,故应慎用。

(6)严格非手法治疗无效,或有先天性畸形者可手术治疗。

【预防】

反复发作的膝痛症是膝关节骨关节炎的早期信号,这时就要引起高度重视,进行积极的治疗,最常引起膝痛症的疾病是髌骨软骨软化症,髌下脂肪垫损伤,膝关节内侧及外侧副韧带损伤等。这些疾病通常反映了膝关节周围的软组织已经出了毛病,积极治疗这些疾病,对膝关节骨关节炎的预防均有重要作用。

4 外伤的急救

头部外伤

头部外伤是运动中很常见的外伤之一,由于头皮血管丰富,往往小伤出血也较多,且因为头发遮盖,不容易发现出血点,所以自我止血较为困难。有时头部受伤之后会出现昏迷症状,更是大意不得。

【病因】

头部外伤的原因非常多,跳高、跳远、跳水或其他原因的跌落等,皆是头部外伤的重要原因。

【症状】

常见的头部外伤有三种情况:头皮血肿,头皮擦伤、裂伤、包块和骨折等。

(1)头皮血肿:头皮血肿多因较轻微的撞击或碰撞伤及头皮所致。

(2)头皮擦伤:仅为头皮表层部分的损伤,损伤处有少量出血或血水渗出。处理时先将伤处及其周围的头发剪去,用肥皂水、再用生理盐水(可以自行配制,以 1000 毫升水中加入食盐 9 克烧开便成)洗净,抹干,涂上红药水或甲紫,一般不用包扎,如果创面泥沙、污物较多,速到医院处理为妥。

（3）头皮裂伤：由于头皮血管丰富，有时出血来势很猛，不易找到出血点。可注意在血迹最多的地方分开头发，认真察看，用手指压迫出血点一侧皮肤或压住伤口周围的皮肤，均可止血，也可用干净布压迫伤口止血，并及时包扎好送医院。

（4）头皮包块：外伤处表皮无损伤，仅是局部出现血肿或硬块。此时，应尽早局部涂上食油或局部重压包扎，防止肿块扩大。切忌用跌打药酒对局部进行外搽和按揉推拿。若已形成发红的、触之软而且有水波感的包块即血肿达 24 小时以后，可用热敷以促进吸收，大血肿不易吸收者，禁止自行用针随便穿刺放血，应由医生进行处理。

（5）颅底骨折：对于头部外伤的运动员，如果出现眼眶周围广泛瘀血的熊猫眼征，或外耳道、鼻孔有清亮的液体或血性液体流出，说明该伤者有颅底骨折、脑脊膜破裂、颅腔已与外界相通。

【应急处理】

（1）头皮血肿

①发生头皮血肿时，可在局部用纱布绷带加压包扎或用冰块、冰水、冷水袋等冷敷，以促使血管收缩，阻止继续出血。切勿立即用跌打药搽涂、揉按伤处。

②24 小时后可涂跌打药酒、红花油，以及热敷以促使血肿吸收。

③发生头皮血肿，应警惕有无颅内血肿、脑震荡或脑挫伤。要让运动员安静休息，24 小时内认真观察病情变化，如发现有越来越明显的头痛、恶心、呕吐、烦躁不安或意识逐渐丧失，瞳孔不等大，耳、鼻出血等症状出现，应及时送医院诊治。

（2）头皮裂伤：对于较小、较浅的伤口可采用无菌敷料覆盖，局部加压包扎的方法止血；但是对于钝器击打造成的头皮裂伤，如怀疑有颅骨骨折则不宜采用加压包扎的方法，可用毛巾、布条做成一个大于伤口的圆环，放在伤口周围，然后包扎，以免骨折碎片因受压陷入脑组织引起更大的损伤。

①面部出血：救护者可用拇指在伤口同侧下颌角前方 2 厘米触及

动脉搏动,按向下颌骨,使面动脉被压闭而止血。如压迫一侧无效,可同时压迫两侧面动脉。运动员也可自己用拇指压迫面动脉止血。

②头顶或两侧出血:可用指压颞动脉止血。救护者或运动员本人用手指压迫耳朵前面、颧骨根部上方有动脉搏动处即可止血。当头顶出血压迫一侧颞动脉止血不理想时,可同时压迫对侧颞动脉。

③头后部出血:对于头枕部的伤口出血,可采用指压伤侧耳朵后面乳突附近的枕动脉,可起到止血作用。

(3)头皮撕脱伤

①快用消毒的纱布或干净的毛巾、手帕等将创面覆盖、加压包扎止血。

②将撕脱的头皮连同头发用干净的布包好,及时与运动员一同送往医院行植皮术。如果离医院较远,最好把撕脱下来的头皮放在两层新的塑料袋内,将外口扎紧以防漏水,然后放在保温瓶内,周围放一些冰块以降温,尽快将保温瓶随同运动员一起送到医院。

③如果运动员呼吸、心跳已停止,应立即行心肺复苏术。

(4)颅底骨折

①颅底骨折后,很快会出现颅内出血。运动员出现呼吸困难,昏迷等症状。急救者应清除运动员口腔内的呕吐物和血块,头偏向一侧,牵拉出舌头,以防止舌头后坠和呕吐物返流到气管,造成窒息。

②颅内血液可渗入组织疏松的眼眶周围,形成血肿,并使眼球突出。此时,切勿用棉球、纱布或其他物品填塞。因为可造成血液反流,引起颅内压升高,细菌也能趁机逆行到颅内引起脑膜发炎。急救者应用消毒棉花或纱布轻擦流出的血液,保持局部清洁,速送医院。

③在将运动员送往具备开颅手术的医院途中,要密切注意运动员的神态、呼吸和脉搏,如有反常,及时采取相应的急救措施。

【预防】

避免致伤因素。

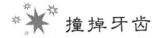 撞掉牙齿

在运动中,由于跌倒、碰撞或打击而使牙齿脱落的情况并不少见。

【病因】

跌倒、碰撞或打击而使牙齿脱落。

【症状】

牙齿脱落。

【应急处理】

把脱落的牙齿再植到原来的牙槽窝内,叫牙齿再植术。脱落的牙齿如要再植,当然必须是完整的,牙齿完整地从牙槽窝内脱出,这时必须保持脱落的牙齿潮湿,根据当时条件,可用自来水将脱落的牙齿冲洗干净及时放回牙槽窝内,及时到医院就诊。或将脱落的牙齿用自来水冲洗干净,放入自来水或生理盐水小瓶内,也可以放入牛奶内或用湿毛巾包起来迅速到医院就诊。值得注意的是用自来水冲洗牙齿时,不能用手或布擦洗牙根,脱落的牙齿也不能用纸、干布或棉布包着,防止损伤根周牙周膜。牙周膜的多少与再植成功率有密切关系。如果脱落的牙带有周围的软组织或小块牙槽骨,切莫将它和牙齿分开,这样再植后可使牙齿获得更好的营养供给,效果会更好。如果牙根已折断或牙齿周围组织已有炎症或病变,或脱落很久的牙齿,牙周膜及牙髓均已失去活力,这就不利于再植了。

牙齿脱落后,如果伤者能在 1 小时内赶到医院,经过医生认真及时处理,再植牙不但能保留牙齿,还能保留牙髓活力,再植牙成功率高,效果好。有资料报道若损伤 2 小时后复位,大约 95％的牙齿牙根发生吸收,牙髓坏死,只能保留牙齿。牙齿重新再植,一般经 3 个月的治疗都可复位,既能恢复原来的美貌,又可恢复正常的咀嚼功能。因此,牙齿碰掉后,伤者千万别惊慌失措而将牙齿扔掉。

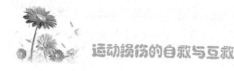

【预防】

预防各种事故,防止突发事件的发生。

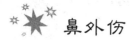 鼻外伤

外鼻突出于面部中央,易遭受外伤。鼻及鼻窦占据面颅大部分区域,并与眼眶、颅腔等毗邻,外伤时常累及这些邻近组织与器官。

【病因】

鼻突出于面部,易受重物碰撞或拳、棒打击等而受伤。鼻外伤分为软组织挫伤、裂伤、鼻骨骨折。

【症状】

局部疼痛、肿胀、出血及外鼻形状改变等。单纯挫伤,有鼻软组织肿胀及皮下瘀血。鼻骨骨折表现为鼻梁上段塌陷或偏斜、有压痛,严重者有骨磨擦音。

【应急处理】

(1)鼻外伤周围用酒精擦拭,或用生理盐水或自来水将创面及周围冲洗干净,然后涂红药水或甲紫,用干净纱布覆盖。如鼻部皮肤未破,早期给予冷敷,1～2天后给予热敷。

(2)鼻骨骨折到医院进行复位。

【预防】

尽量避免外伤。

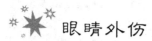 眼睛外伤

造成眼外伤的原因很多,若为眼球穿通伤对视力威胁极大,现场急

救处理的恰当与否直接关系着将来视力的恢复程度。

【病因】

(1)钝性外力撞击,如球类、拳头等对眼球造成直接损害。

(2)锐利或高速飞溅物穿破眼球壁引起穿透性损伤。

【症状】

因暴力的大小、受伤的轻重不同,症状也不同。伤者一般有眼部疼痛、畏光、流泪,重者可有视力障碍,如看不清东西或复视,甚至失明,伴有头痛、头晕等。眼球被穿通伤时,伤者会感到在受伤的刹那间有一股热泪(房水)涌出眼外,同时有疼痛、眼睁不开、视力减退等症状。

【应急处理】

(1)轻者早期用冷敷,1～2日后改为热敷。眼部滴氯霉素或利福平眼药水预防感染。

(2)角膜轻微擦伤,涂红霉素眼膏或金霉素眼膏,并包扎患眼。

(3)如伤情较重,发生眼球出血、瞳孔散大或变形,眼内容物脱出等症状时,运动员应安静平卧,避免躁动哭泣,切忌对伤眼随便进行擦拭或清洗,更不可挤压伤眼,以防更多的眼内容物被挤出。应立即用清洁手帕或毛巾松松包扎伤眼。值得注意的是一定要行双眼包扎,因为只有这样才可减少因健眼眼球的活动而带动受伤眼的转动,避免伤眼因震动、摩擦和挤压而加重伤口出血和眼,内容物继续流出等不良后果。包扎时不要滴用不洁的眼药水,以免增加感染的机会。也不要涂眼药膏;因为眼药膏会给医生进行手术修补伤口时带来困难;双眼包扎妥当,尽快将伤者抬送医院抢救,途中要尽量减少震动。

【预防】

在运动中要注意保护好眼睛。

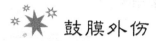 鼓膜外伤

鼓膜外伤常因直接或间接的外力作用所致。可分器械伤(如用火柴杆、毛线枕等挖耳刺伤鼓膜或矿渣、火花等戳伤或烧伤)及气压伤(如掌击耳部、爆破、炮震、放鞭炮、高台跳水等),其他尚有颞骨纵行骨折、异物等引起的损伤。

【病因】

鼓膜外伤常因直接或间接的外力作用所致。

【症状】

鼓膜破裂后,可突感耳痛、听力减退、耳鸣,少量出血和耳内闷塞感。爆震伤除引起鼓膜破裂外,还可由于镫骨强烈运动而致内耳受损。出现眩晕、恶心或混合性耳聋。

【应急处理】

(1)未经医生同意严禁往耳内滴药或冲洗外耳道,以免污染中耳引起中耳炎。

(2)如耳内有异物或泥土,用棉签蘸 75%酒精或 60 度白酒轻轻擦拭外耳道口,然后用消毒棉球堵住外耳道口。

(3)颞骨岩部骨折引起的鼓膜破裂则不要将外耳道堵塞,并及时到医院诊治。

【预防】

(1)加强卫生宣教,禁用火柴杆、发卡等锐器挖耳。取外耳道异物或耵聍时要细心、适度,避免伤及鼓膜。

(2)遇及爆破情况如炸山、打炮、放鞭炮等,可用棉花或手指塞耳,如戴防护耳塞效果更佳。

(3)避免外伤。

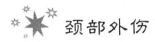 颈部外伤

由于颈部分布着重要的血管、神经,又有气管、颈椎、甲状腺。颈部外伤是一种严重的外伤,常能因大血管的破裂,在短时间内失去大量血液而发生休克、死亡。

【病因】

可因投掷、射击运动中的意外造成颈部外伤。

【症状】

颈部血管损伤时,如损伤动脉常呈喷射状出血,出血量很大;如损伤静脉时,出血量也很大,并因血管内进入空气,可听到一种吸吮声引起空气栓塞,病者立即颜面苍白,冷汗淋漓呼吸困难,迅速致死颈部气管损伤时,出现呼吸困难,严重时发生窒息死亡。

【应急处理】

(1)应迅速压迫颈总动脉止血。

(2)气管损伤时应及时清除异物,堵住伤口,盖上消毒纱布或干净布。

(3)如为大静脉损伤出血可暂用手指或绷带压迫止血。

(4)在进行上述应急处理同时,尽快送医院处理。

【预防】

避免致伤因素。

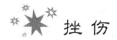 挫 伤

【病因】

挫伤是钝性外力直接作用于人体某部而引起的一种急性闭合性损伤,如运动中相互冲撞、被踢打或身体碰撞在器械上,都呆发生局部和深层组织的挫伤。最常见的挫伤部位是大腿与小腿的前部,头和胸、腹部的挫伤也非少见。

【症状】

(1)单纯性挫伤:是皮肤和皮下组织(包括皮下脂肪、肌肉、关节囊和韧带)的挫伤,伤后局部有疼痛、肿胀、组织内出血、压痛和运动功能障碍。疼痛多为轻后重,一般持续约 24 小时;疼痛程度因人而异,与挫伤的部位及伤情轻重有关;挫伤后的出血程度及深浅部位与伤情轻重有关;挫伤后的出血程度及深浅部位不同,如皮肤出血(瘀点),皮内和皮下出血(瘀斑)或皮下组织的局限性血肿等。

少数患者挫伤部位续发感染化脓,肌肉挫伤(如股四头肌)有时会出现骨化性肌炎。较重的挫伤,若妨碍肢体的血液循环,会引起局部肌肉的缺血性挛缩,其早期症状是肢体末端出现青紫、肿胀、麻木、发凉、运动障碍,3 周后症状消失,但手或足逐渐挛缩于屈曲位。

(2)混合性挫伤:在皮肤和皮下组织受到挫伤的同时,还合并其他组织器官的损伤,如头部挫伤合并脑震荡或脑溢血,胸部挫伤合并肋骨骨折,腹部挫伤合并肝、脾破裂等,患者出现局部征象外,常可发生休克。

【应急处理】

单纯性挫伤的处理,一般分为 3 期,若病情较轻,可把 2、3 两期合并兼治。

(1)限制活动期

①伤后 24～48 小时内，局部冷敷、加压包扎、抬高伤肢并休息。

②较轻的挫伤可外敷安福消肿膏或一号新伤药。

③疼痛较重者，可内服镇静、止痛剂。

④股四头肌和腓肠肌挫伤时，应注意严密观察，若出血较多，肿胀不断发展或肿胀严重而影响血液循环时，应将伤者送医院进行手术治疗，取出血块，结扎出血的血管。

(2)恢复活动期

①受伤 24～48 小时后，肿胀已基本消退，可拆除包扎进行温热疗法，包括各种理疗和按摩。

②在伤情允许的情况下，应尽早进行伤肢的功能锻炼，逐渐增加关节的活动幅度。

③股四头肌挫伤时，当病情已稳定，患者可以控制股四头肌收缩时，才可开始做膝关节的屈伸活动，先做伸膝练习，屈膝练习宜晚些，不可操之过急。当膝关节能屈至 90°走路不用拐杖时，可视为此期治疗结束的标志。

(3)功能恢复期：逐渐增加抗阻力练习和参加一些非碰撞性练习，如打乒乓球、羽毛球等，并配合进行按摩和理疗等，直至关节活动功能恢复正常。

(4)混合性挫伤并出现休克的伤者，经急救处理后，应尽快把伤者送到医院。

【预防】

(1)运动前要做好充分的准备活动。

(2)运动中要注意加强保护和自我保护。

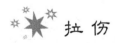 拉　伤

拉伤主要指体育运动中肌肉、韧带撕裂伤，多发生在四肢关节部位，是骨关节周围的韧带、肌肉和关节囊等软组织因为突然用力，或受外力过度牵拉而发生的损伤。

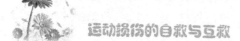
【病因】

在体育运动中,由于准备活动不当,某部分肌肉的生理机能尚未达到适应运动所需的状态;训练水平不够,肌肉的弹性和力量较差;疲劳或过度负荷,使肌肉的机能下降,力量减弱,协调性降低;错误的技术动作或运动时注意力不集中,动作过猛或粗暴;气温过低湿度太大,场地或器械的质量不良等都可以引起肌肉拉伤。

在完成各种动作时,肌肉主动猛烈地收缩超过了肌肉本身的负担能力;或突然被动的过度拉长,超过了它的伸展性,都可发生拉伤。如举重运动弯腰抓提杠铃时,竖脊肌由于强烈收缩而拉伤;在做前压腿、纵劈叉等练习时,突然用力过猛,可使大腿后群肌肉过度被动拉长而发生损伤;横劈叉练习可使大腿内侧群肌过度被动拉长而发生拉伤。在体育运动中,大腿后群肌肉的拉伤最为常见,大腿内收肌、腰背肌、腹直肌、小腿三头肌、上臂肌等都是肌肉拉伤的易发部位。

【症状】

拉伤后,局部会出现充血、肿胀和疼痛,活动受到限制。同时,拉伤处往往还会有一明显压痛点,肌肉痉挛紧张,触之发硬;如果动作需要主动收缩和被动拉长时,疼痛还会加重。严重拉伤时,肌纤维会有部分甚至全部的断裂,引起非常明显的肿胀,皮下出现大片的瘀血,颜色乌青,收缩和伸长功能障碍,在肌肉断裂的地方可触摸到凹陷或某一端的异常膨大,这是因内出血和断端肿胀引起的。

【应急处理】

(1)立即让受伤的肌肉休息,以免进一步损伤,加重肿胀。

(2)就近找一些冰块放在塑料袋里,做成冰袋,放在受伤部位,注意不要冻伤。用冰块直接对受伤部位皮肤摩擦,效果也很好。如果没有冰块,可用冷水进行冷敷,用湿冷毛巾敷在伤处,每2分钟换一次,也可用冷水直接喷淋、浸泡。冰敷和冷敷的目的是使受伤部位尽快止血,从而制止进一步的肿胀和瘀血。

(3)对拉伤的肌肉局部进行加压包扎,包扎不要过紧,以使局部有压迫感、包扎处以下部位无发紫、发凉、发麻为度。包扎的目的是为了抑制肿胀进一步加重,同时给这个部位的肌肉以支撑的外力。

(4)肌肉拉伤初期(24 小时内)不宜进行热敷,也不要对局部进行按压、揉捏,以免加重出血、肿胀。

(5)对于不太严重的肌肉拉伤经过以上处理,病情会趋于稳定,24 小时后可以结合热敷、理疗以及口服一些伤药片等,病情会逐渐好转。

(6)肌肉拉伤严重者,如将肌腹或肌腱拉断者,应抓紧时间去医院作手术缝合。

【预防】

活动前应充分做好准备活动,合理安排运动量,才能达到预防的目的。

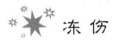 冻 伤

在登山运动的常见疾病中,冻伤发病率较高,尤多见于初次参加登山的运动员。新手缺乏防护的实际经验,加之初次登山时高山反应重一些,对防冻容易疏忽。

【病因】

人体的肢体末端,如手指、脚趾、耳朵、鼻子等部位如果长时间暴露在寒冷的环境中,由于皮肤的微细血管收缩,导致缺血、缺氧,就会发生冻伤。

【症状】

冻伤可分为局部和全身两种:局部冻伤好发于指、趾、鼻尖、耳郭、脸颊等暴露部位,而且容易在同一部位复发。全身冻伤时,几乎所有的运动员都会出现发呆、嗜睡。如果让运动员睡下去,体温便渐渐降低,会就此冻死。

冻伤一般分为三度。

Ⅰ度:为皮肤浅表层冻伤。表现为局部皮肤发红、肿胀、灼痛、刺痒,如能及时治疗,并注意保暖,皮肤会渐渐变为斑蓝色或紫色,1周左右可脱屑自愈。

Ⅱ度:为真皮层皮肤冻伤。局部除上述症状外,肿胀更明显,且出现水疱,约2～3周后形成痂皮,脱痂后痊愈,不留瘢痕。冻疮的症状与Ⅰ度冻伤相似,其特点是患部容易复发。

Ⅲ度:全层皮肤组织均被冻伤,并扩展到皮下组织甚至肌肉、骨骼,可出现组织坏死,局部皮肤变成蓝黑色,有明显的水肿和血性大水疱。如不伴有感染,可逐渐变干、缩小,呈干性坏疽。等坏死组织完全脱落、健康肉芽出现和上皮形成,一般需要2～3个月才能愈合。

【应急处理】

(1)对局部冻伤的急救要领是一点一点地、慢慢地用与体温一样的温水浸泡患部使之升温。如果仅仅是手冻伤,可以把手放在自己的腋下升温。然后用干净纱布包裹患部,并去医院治疗。禁止把患部直接泡入热水中或用火烤患部,这样会使冻伤加重。由于按摩能引起感染,最好也不要作按摩。

(2)全身冻伤,体温降到20℃以下就很危险。此时一定不要睡觉,强打精神并振作活动是很重要的。

(3)当全身冻伤者出现脉搏、呼吸变慢的话,就要保证呼吸道畅通,并进行人工呼吸和心脏按压。要渐渐使身体恢复温度,然后速去医院。

【预防】

(1)落实防寒措施,充分供应防冻保暖物品。

(2)开展耐寒锻炼,增强机体抗寒力。

(3)加强防寒知识教育,学会自救与互救。

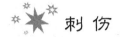

刺　伤

田径运动中被钉鞋或标枪刺伤的事故时有发生。

【病因】

钉鞋或标枪等长而尖的东西刺入人体后,会造成刺伤。

【症状】

伤口多半小而深,有时会伤及深处的神经、血管及重要器官。

【应急处理】

(1)如果伤口较浅,刺伤的异物已经被拔出,可用力在伤口周围挤压,挤出瘀血与污物,以减少伤后感染,然后用干净的水(冷开水或生理盐水)冲洗,擦干后涂上碘酒或红汞即可。

(2)如果发现刺伤物还存留在伤口内,可顺着刺入方向,小心地将刺伤物拔出,拔时用力要均匀,不要左右晃动,以减少周围组织损伤。然后用力挤出伤口内的瘀血、污物,对伤口进行冲洗、消毒、包扎,并尽快到医院注射破伤风抗毒素,以防止破伤风的发生。

(3)如果刺伤物留在伤口内,拔不出来,或断在伤口内,应停止走动,以手指固定住伤口,尽快将伤者送往医院手术拔除。

【预防】

注意自身安全及自我保护,以防意外的发生。

指甲受伤

指甲位于软皮内侧指骨附近的甲床部位生长,从前端顶出来。指甲无论是脱落还是受到外伤,只要甲床存在,指甲就可再生。

【病因】

指甲因伤脱落后十分疼痛,还容易引起化脓。重新长出指甲,需要几周时间。在运动过程中,常有指甲被挤掉的意外事故发生,但更多的时候,常常因意外而发生指甲缝破裂出血。

【症状】

(1)脱落的指甲:虽然不会重新接在手指上,但为有效地压迫止血,最好还是按住脱落的指甲。

(2)大血疱:当重物砸在指甲上或被什么夹住指甲时,指甲下面的血管就会破裂,1~2天后出现紫黑色的血疱。由于血疱受到指甲的压迫,大多会引起疼痛。

【应急处理】

(1)指甲如未完全脱落,不要强行将其剥离。用冷毛巾冷却患处,使手指放在与心脏同高的位置,可以减轻疼痛。

(2)如果血疱不太痛,可以不去管它。随着新指甲的生长,血疱会自然消失。

(3)指甲周围受伤或者指甲内嵌使皮肤受伤时,细菌会进入伤口引起化脓。化脓后大多疼痛剧烈,所以应在尚未化脓时就去医院治疗。

(4)将掀开的指甲恢复原位,用纱布按压,再用胶布或绷带包紧,送医院就诊。

【预防】

(1)平时不要把指甲剪得太"秃",否则会造成指甲缝破裂出血。

(2)有指甲破裂出血史的人,还应在日常的膳食中注意多吃些含维生素A比较多的食物,如白菜、萝卜、韭菜和猪肝等,以增加皮肤的弹性。

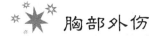 胸部外伤

胸部损伤以直接暴力撞击胸部,造成胸部开放伤和闭合伤。

【病因】

常见原因为拳击或其他运动的直接撞击所致。

【症状】

以发生肋骨折、气胸和血胸等多见。心脏区有外伤时,要注意心包出血及心包填塞症。同时,胸部外伤常合并腹腔脏器等身体其他部位的损伤。

【应急处理】

(1)胸部开放伤要立即包扎封闭(不要用敷料填塞胸腔伤口,以防滑入)。

(2)清除呼吸道的血液和黏液,必要时在条件许可情况下进行紧急气管插管或切开术。

(3)多根肋骨骨折有明显的胸壁反常呼吸运动时,用厚敷料或急救包压在伤处,外加胶布绷带固定。

(4)胸部伤送医院急救时应取 30°的半坐体位,并用衣被将伤者上身垫高,有休克者可同时将下肢抬高,切不可头低脚高位。

(5)应紧急处理后,送医院诊治抢救。

【预防】

避免致伤因素。

 腹部闭合性损伤

腹部闭合性损伤多数是钝性暴力所致。

【病因】

若从跳水不当的高处跌落、撑竿跳、拳击等,均可造成腹部闭合性损伤,其损伤的严重程度及是否有内脏损伤、什么内脏可能受伤等情况,从某种意义上说,取决于暴力的强度、速度、硬度、着力点部位及方向,还与内脏器官的解剖特点、功能状态有关。如肝、脾组织由于其位置固定,活动范围小,本身又脆弱,在遭受暴力打击后很容易破裂;胃、十二指肠、胰腺在上腹部遭受严重挤压时,很容易被挤压在脊柱上而受伤;其他如充盈的膀胱、饱餐的胃均比排空时更容易受损。

【症状】

伤者的主要表现为局限性腹壁肿痛和压痛,也可见皮下瘀斑。若有实质性内脏器官损伤,如肝、脾破裂主要为出血,伤者面色苍白、出冷汗、口渴、烦躁不安、脉快而弱、血压下降。若为空腔内脏器官损伤,如胃、肠破裂主要有腹痛、腹胀、恶心、呕吐、腹肌强直如木板样。

【应急处理】

腹部闭合性损伤在做现场处理时。不但要有重点,而且要考虑全面,以防掩盖病情。

(1)立即卧床(半卧床)休息,限制活动,严密观察伤情变化。

(2)注意保暖,禁止饮食和饮水。

(3)禁用吗啡、哌替啶类强止痛剂,以防掩盖病情,延误诊断。

(4)如怀疑有内脏损伤时,应使伤者保持安静,有条件者立即静脉输液,并尽快送医院抢救。

【预防】

做好运动中的保护,以避免外伤。

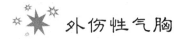 外伤性气胸

外伤性气胸多是由于外伤穿破壁层胸膜,使气体进入胸膜腔内。

【病因】

常见原因有运动中的胸部刀伤、枪伤、肋骨骨折断端穿破肺组织及医源性的创伤如胸腔穿刺、针灸治疗进针过深刺破脏层胸膜等。

【症状】

根据胸膜腔是否与外界相通,通常将外伤性气胸分为闭合性气胸和开放性气胸。闭合性气胸是指胸膜腔与外界相通的裂口由于肺脏收缩已自动闭合,即气胸形成后裂口随即封闭,不再与外界相通,伤者主要表现为胸闷、胸痛、气促,气管和心尖搏动向健侧移位。伤侧用手指叩击呈鼓音。开放性气胸是指胸部有穿透伤造成胸壁缺损,使胸膜腔与大气相通,空气可随呼吸而自由出入。伤者主要表现为伤口疼痛、气急、鼻翼扇动、呼吸困难,呼吸时由于空气冲出和吸入胸腔,发出"呼呼"响声,呼吸时可见纵隔左右摆动。

【应急处理】

外伤性气胸来势凶猛,如不能及时处理则病情进展很快,严重时发生休克、窒息而死亡。因此,一旦确诊后,立即进行必要的现场抢救,有条件者应尽快送医院。

(1)胸部受到打击后,除感觉剧烈疼痛外,无呼吸困难、胸闷时,也不能完全排除闭合性气胸(肺压缩30%以下,可以无症状),应卧床休息,限制活动,观察病情变化。

(2)胸部有外伤,呼吸时伤口有响声,即为开放性气胸,一时找不到覆盖物,可立即用手捂住患部,并向下侧卧。若能找到铝片或塑料垫板,可用纱布或干净的布包裹后密封伤口,胶布固定。经以上处理后应迅速送医院,途中如发现伤口敷料浸润,不要打开更换;如包扎有松动、

应在原固定基础上再加固包扎即可,切记不能揭开。气胸在紧急情况下,如无厚敷料,可用较清洁衣服盖住伤口使之不漏气,再送医院治疗。

【预防】

避免外伤。

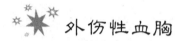 **外伤性血胸**

血胸多为胸部被有刃口或尖端的锐器所形成的穿入伤,直接损伤血管或胸腔内的肺组织、心脏。有时也可见胸部闭合性损伤,肋骨骨折断端刺伤肋间血管、胸膜或肺组织等形成血胸。

【病因】

外伤性血胸是由体育运动的射击、标枪、铁饼等的意外导致胸部损伤,肺组织裂击出血、肋间或乳房内血管破裂出血以及心脏和大血管受损破裂等,使血液流入胸膜腔内所造成。

【症状】

伤者的表现因出血量、出血速度以及伤者的体质而有所不同。小量血胸(出血在 500 毫升以下)可无明显症状;中量血胸(出血在 500～1000 毫升)和大量血胸(1000 毫升以上)者,出现气急、脉弱而快、血压下降、发绀、呼吸困难。可见患侧胸廓下部饱满、气管和纵隔移向健侧,用手指在患侧叩击发出浊音。

【应急处理】

外伤性血胸如不及时处理,尤其在出血量多而急时,往往于短时间内导致失血性休克而死亡。因此,在发生胸部外伤,判断为血胸时,应果断按以下方法处理。

(1)当胸部外伤有伤口时,立即按开放性气胸处理,密封伤口是关键。

(2)让伤者安静,密切观察病情变化。如伤者可以平卧,脚应抬高约 30°,以促使下肢血液回流到心脏,维持重要器官的循环。

(3)取冰袋放置于伤口处,有利于止血,还可减轻疼痛。

(4)外伤性血胸多呈进行性加重,一旦出现气急、发绀、呼吸困难时,往往出血量也很大,在现场一方面处理很困难,另一方面就是有条件也不能盲目穿刺放血,以防止胸腔压力锐减加剧出血。

(5)在做上述处理后应送医院抢救。

【预防】

避免外伤。

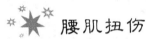

腰肌扭伤

腰肌扭伤也叫闪腰、挫腰,是体育运动中最常见的一种急性损伤。尤其在举重、跳水、跨栏、投掷、跳高、体操、篮球、排球等运动中容易发生。

【病因】

人体腰部的正中是由 5 个脊椎骨连起来的,叫做腰椎。连接腰椎骨的有很多条韧带和细小的肌肉,人向前后左右弯腰以及腰部的伸长、缩短,都靠这些肌肉收缩来牵动。肌肉收缩虽有一定的伸展力和弹性,但也不能突然超过限度。有些体育活动腰部最吃力,如果腰部的肌肉还没活动开就猛一用力,肌肉和韧带过度拉伸,就容易被撕开和拉断,造成腰扭伤。

【症状】

(1)疼痛:常由髂腰韧带、骶髂关节及骶棘肌等撕裂而发生。

(2)出血:上述组织周围有出血、水肿、渗出等。

(3)腰活动受限:有的当时疼痛难忍,有的次晨才开始疼痛。翻身困难,步态缓慢,腰活动受限。

(4)局部压痛:腰部肌肉紧缩、痉挛,有明显压痛点,多在第四、第五腰椎横突与髂骨之间,或腰骶部中线等处。

【应急处理】

(1)休息:静卧硬板床,腰两侧用枕头(或沙袋)挤挡,使其少动安静。双手自抱双膝,可以减轻疼痛。

(2)导引:导引或针刺经外奇穴腰痛点。在手背侧,第二三及第四五掌骨之间,当腕横纹与掌指关节中点处。一侧二穴。导引或留针20分钟,1日3次,同时令伤者做腰部伸屈10次以上,明显镇痛。

(3)扭伤当天不要用热敷和推拿,以免局部血管扩张,容易发生渗血和加重水肿。24小时后局部可用热敷、推拿按摩、针灸或拔火罐治疗等。

①热敷法:用炒热的盐或沙子包在布袋里,热敷扭伤处,每次半小时,早、晚各1次,注意不要烫伤皮肤。

②按摩法:闪腰者取俯卧姿势,家人用双手掌在脊柱两旁,从上往下边揉边压,至臀部向下按摩到大腿、小腿后面的肌群,按摩几次后,再在最痛的部位用大拇指按摩推揉几次。

③点按太冲穴:太冲穴在第一、第二跖骨结合部之前的凹陷处。伤者取坐位,治者用大拇指或中指用力点按其一侧太冲穴约3~5分钟,再点按其另一侧太冲穴。点按时或点按后,要嘱伤者前后左右转动腰部,直至疼痛减轻或不痛为止。

④点按"闪腰穴":"闪腰穴"在小腿肚上,是承山穴与昆仑穴连线上1/3与中1/3交点附近的一压痛点。伤者取俯卧位,治者找出其双侧闪腰穴后,用两手拇指猛然点按其双侧穴位,压放3~5次后,再平揉1~3分钟,以伤者能忍受且微有出汗为度。接着轻揉、按摩其腰部数分钟。一次点穴按摩,伤者多有明显好转,每日或隔日1次,一般1~3次治疗后,腰痛症状可明显好转。

(4)配合内服中草药,以活血化瘀,行气止痛为主。可用泽兰叶、桃仁、牛膝、当归、乌药、炒赤芍、丹皮、延胡索各10克,红花5克煎服,疼痛剧烈者加参三七或乳香、没药各1~2克吞服;因疼痛失眠者加枣仁 12 克,远志 10 克,或口服跌打丸、七厘散等中成药。

(5)局部还可贴敷麝香虎骨膏、关节止痛膏,或行局部封闭疗法:找到最痛点后,运动员伏卧硬板床上,皮肤消毒后予以深部肌肉注入醋酸可的松龙 25～50 毫克,加入 1％普鲁卡因 5～10 毫升,1 次徐徐注射压痛点上,每周 1 次,共用 3 次为限。

(6)背运法:让闪腰者与其他人靠背站立,双方将肘弯曲相互套住,然后他者低头弯腰,把伤者背起并轻轻左右摇晃,同时让伤者双足向上踢,约 3～5 分钟放下,休息几分钟再做。一般背几次之后,腰痛会逐步好转,以后每天背几次,直至痊愈。

【预防】

(1)加强自我保护的意识,切不可掉以轻心。

(2)在体育活动之前要有充分的准备活动。对于一些腰部负荷较大的体育专项,除了一般准备活动外,还应分侧重地进行专门性准备活动,时间一般为 20 分钟,冬季和夏季可适当加减 5 分钟,以自身感觉发热、四肢关节灵活、腰部已充分活动为度。

(3)在体育活动中,应合理安排腰部运动负荷量,中间有一定时间的间歇,以免腰部过度疲劳。运动量应循序渐进,多进行增强力量的伸展性训练。腰部紧张情况下的负重训练一般以加强静力训练为主。

(4)注意运动姿势,特别是进行举重等项目时,尤应注意腰部的活动姿势。

(5)在腰部受伤后要及时治疗,切不可在腰伤未愈的情况下继续训练,以免反复受伤。伤后训练初期,为加强腰部力量,应佩戴宽腰带。

(6)运动场地应开阔、平整,以减少因运动场地因素而造成的腰部运动损伤。

(7)加强腰部肌肉的锻炼,尤其是以腰部活动为主的健身项目,能够使脊椎骨的活动度增加,韧带的弹性和伸展性增强,肌肉更加发达有力,即使在担负较大力量的情况下,也不容易发生撕裂扭伤现象。

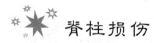 脊柱损伤

脊柱在全身骨骼中占主要地位,具有负重、运动、平衡肢体、支持和保护内脏及脊髓的功能。因此,脊柱损伤病情严重而复杂,且常合并脊髓损伤,重者可造成终生瘫痪甚至死亡。

【病因】

造成脊柱损伤的原因,一种是间接暴力,另一种是直接暴力。其中间接暴力的屈曲型损伤最为多见,系暴力使脊柱过度屈曲所致。如高处坠落,头、肩或臀部着地,或重物打击肩背部、暴力传达至脊柱,引起骨折或脱位。另一类伸直型损伤较少见,系腰背部朝下由高空落下时,腰背部遇到一定的阻力,而头、足两端继续下落,使脊柱过伸致伤。另外就是脊柱直接受到外伤后所致的损伤,如刀伤、枪弹伤等,常为开放性损伤。

【症状】

脊柱损伤后,脊柱受伤部位疼痛,活动时疼痛加重,功能受限。因损伤部位不同而症状各异,如颈椎损伤,颈部疼痛,活动受限,伴有上肢放射痛;胸腰椎损伤,则腰背痛,伴腹胀或腹部放射痛;如并发脊髓损伤,则出现损伤平面以下不同程度的神经损伤症状,如感觉与运动障碍、尿潴留或大小便失禁等。颈椎骨折、脊髓损伤时可出现高位截瘫,死亡率高。如胸腰椎骨折或脱位,脊髓损伤时可引起下肢瘫痪。

【应急处理】

(1)若有伤口,应紧急包扎,并不宜轻易翻动伤者,有脑脊液漏要加厚包扎。

(2)对呼吸困难和昏迷者,要及时清理口腔分泌物,保持呼吸道通畅。

(3)急救搬运过程中,必须注意保持伤者头颈部和躯干的伸直位,

决不可使脊柱屈曲和扭转。尤其是颈椎伤,更应小心搬运,并加以固定。不可抬起头部、躯干或坐起。搬运工具最好用平板担架或门板。

(4)有伤口或可能发生感染时,应合理应用抗生素。同时,预防和治疗其他部位伤,防止尿路感染及呼吸道并发症。

(5)高位截瘫者,必要时应早期进行气管切开;途中较长时间搬运,应取出伤者衣袋中硬物等,以防压迫发生褥疮。

(6)如果救助者自己不能判断伤者的伤势情况或伤势表现得较复杂时,应该让他就地平躺,在保持呼吸道通畅的前提下,同时拨打急救电话,等待医生到现场处理。在抢救的现场要听从医生,尤其是骨科或神经外科医生的指挥,尽早送到骨科与神经外科实力较强的医院抢救,免得多次转运对伤者造成更多痛苦或更大伤害。

【预防】

平时做好自我保护。

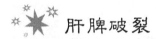 肝脾破裂

肝脏和脾脏是人体腹腔内最易破裂的器官。肝破裂和脾破裂是常见的外科急症,两者可单独发生,也可同时发生。

【病因】

引起肝脾破裂的主要原因是肝脏或脾脏受到直接或间接的暴力冲击,如拳击、高处摔跌、重物撞击、利器刺伤等胸腹部外伤所致。据统计,肝脾破裂占腹腔内脏器破裂总数的70%左右。

【症状】

肝破裂后,由于肝被膜和肝实质同时破裂,大量血液和胆汁流入腹腔,临床症状以腹内出血和腹膜刺激为主。伤者所出现症状的早晚、严重程度与破裂范围大小和出血量有关。出血的早期有面色苍白,四肢发冷,心跳加快,尿量减少等症状,出血较多时有神志淡漠。反应迟钝,

口唇和指(或趾)端发绀。四肢厥冷,脉快而细弱,尿量减少,血压下降等休克症状。当腹膜出现刺激征时有腹肌强直、腹壁紧张以及明显压痛和反跳痛。

脾破裂后,失血迅速,很快出现出血性休克。同时,血流入腹腔,刺激腹膜,可引起腹痛、呕吐和腹膜刺激征。但是,也有部分伤者在脾破裂之后1~2周内才出现症状,称之为"迟发性脾破裂"。

【应急处理】

肝脾破裂来势凶险,一旦怀疑肝脾破裂时均应及时送医院抢救。凡怀疑为"迟发性脾破裂"者,更应住院观察1~2周。

【预防】

避免外伤。

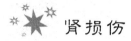 肾损伤

肾损伤(挫伤、部分裂伤、金属裂伤及粉碎伤),分别表现为伤侧腰肋部疼痛,可引起肾绞痛、血尿及不同程度的休克。

【病因】

当腰部受到暴力打击、剧烈震动,或遇刀刺、枪弹伤时,均有可能伤及肾。依损伤程度和暴力方式,可分四类。

(1)肾挫伤:肾实质损伤轻微,肾被膜完好,形成被膜下血肿,可有轻度和暂时血尿,多能自行愈合。

(2)肾部分裂伤:除肾实质破裂外,被膜或肾盂黏膜两者之一亦有裂伤。被膜破裂后,血、尿即流入肾周围组织,形成血肿或尿外渗;肾盂黏膜破裂,则有明显血尿。损伤较重时,造影片上可见肾形态改变,轻者能自愈,重者常需手术治疗。

(3)肾全层裂伤:肾实质、被膜和肾盂均破裂,大量血、尿渗至肾周围组织,同时亦流入肾盂内而有明显血尿。造影片上见肾外形有明显

改变,并有显影剂外溢现象。需及时手术治疗。

(4)肾蒂裂伤:肾蒂血管断裂,常引起致命的出血,必须迅速手术抢救。

【症状】

与损伤的程度,以及有无其他脏器合并伤有关。

(1)休克:多数运动员均有不同程度休克表现,系严重失血及腹腔神经丛受到强烈刺激所致。若伴有其他脏器损伤时,则更易发生休克。

(2)血尿:常与肾损伤程度成正比。多属肉眼血尿,但损伤轻微则为镜下血尿,当肾蒂撕裂、肾盂广泛损伤、输尿管断裂或被血块、组织碎片完全堵塞,亦可无血尿。

(3)腰部疼痛和肿块:由于局部组织创伤和血、尿外渗至肾周围组织所致。除一般腰痛外,血块通过输尿管时尚可产生绞痛。

(4)检查发现伤者伤侧腰部皮肤擦伤、挫伤、肿胀明显、肌紧张和压痛;可伴有腹膜刺激征。若继发感染则体温升高、白细胞增多、局部疼痛更剧。

【应急处理】

肾损伤多数可通过非手术支持疗法,如绝对卧床休息、定时测量体温、脉搏、呼吸、血压及检查腰腹部肿块;及时输液、补充血容量,并选用止血、镇痛、抗菌药物,对严重肾裂伤、肾粉碎伤及肾开放性损伤,应及早手术处理。

【预防】

避免外伤。

阴囊及睾丸损伤

男性外生殖器暴露于体外,受暴力打击出现外伤的情况,在运动中并不少见。

【病因】

阴囊及睾丸的损伤是男性最常见的损伤之一,多因意外伤害所致,内伤引起者多与疾病有关。

【症状】

阴囊及睾丸损伤后,常出现疼痛、肿胀,甚至晕厥,休克。有时也可危及生命。

【应急处理】

(1)受伤后的头两天应卧床休息,减少阴囊部的悬垂与活动,避免因震荡而加重出血。如果一定要下床活动,最好能佩戴一个布托带将阴囊托起,以减少阴囊的活动幅度,减轻疼痛。

(2)在伤后的头1~2天内,应严密观察阴囊肿胀情况,一旦发现阴囊迅速增大,且伴有大汗淋漓、四肢冰冷、面色苍白,或发现阴囊已经破裂或睾丸已经外露等情况,应立即送到医院急救。

(3)伤后1~2天,需用冷水或冰水冷敷阴囊部。目的是用较低的温度刺激阴囊内的血管收缩,以减少出血并达到止血。不过,两天之后就应改用热敷,目的是加快阴囊部的血液循环,使积聚在阴囊里的瘀血尽快被吸收。

(4)在损伤治疗期间,禁房事,忌按摩、热敷,更不可随便用药。

(5)如果有问题,应及时就医。

【预防】

预防意外伤害。

皮肤擦伤

擦伤是在跑、跳等活动时摔倒,或在冲击作用下与粗糙的物质发生剧烈摩擦后导致表皮甚至真皮的损伤,损伤创面有渗血或肿胀。

【病因】

粗糙的物质发生剧烈摩擦后导致表皮甚至真皮的损伤。

【症状】

擦伤后可见表皮破损,创面呈现苍白色,并有许多小出血点和组织液渗出。由于真皮含有丰富的神经末梢,损伤后往往十分疼痛,但表皮细胞的再生能力很强,如伤口无感染则愈合很快,并可不留疤痕。

【应急处理】

(1)清创:由于擦伤表皮常常沾有一些泥灰及其他脏物,所以清洗创面是防止伤口感染的关键步骤。可用淡盐水(1000毫升凉开水中加食盐9克,浓度约0.9%),没有条件也可用自来水、井水边冲边用干净棉球擦洗,将泥灰等脏物洗去。

(2)消毒:有条件者可用碘酒、酒精棉球消毒伤口周围,沿伤口边缘向外擦拭,注意不要把碘酒、酒精涂入伤口内,否则会引起强烈的刺激痛。也可用20%桉叶煎剂代替碘酒、酒精消毒皮肤。

(3)涂药:可在创面上涂一点红药水(红汞),此药有防腐作用且刺激性较小,但要注意不宜与碘酊同用,因两者可生成碘化汞,对皮肤有腐蚀作用,同时汞过敏者忌用。新鲜伤口不宜涂甲紫,此药虽杀菌力较强,但有较强的收敛作用,涂后创面易形成硬痂,而痂下组织渗出液存积,反而易引起感染。

(4)包扎:用消毒纱布或清洁布块(可用熨斗熨几下)包扎伤口,小伤口也可不包扎,但都要注意保持创面清洁干燥,创面结痂前尽可能不要着水。

(5)感染:如果创面发生了感染,可用淡盐水先将伤口洗净再涂以甲紫;或将鲜紫花地丁研细,加热消毒后,加等量甘油,和两倍水,调成糊状涂敷患部,每天或隔天换药1次。对皮肤及表浅软组织早期化脓性炎症,敷药数次,即可见效。也可用大蒜捣烂取汁,取大蒜汁1份,加冷开水3～4份,冲洗化脓伤口;必要时还可将大蒜汁稀释1倍后湿敷;

但蒜对皮肤有一定刺激性。

【预防】

尽量防止发生意外擦伤。

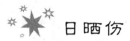日晒伤

日晒伤又称晒斑或日光性皮炎,是强烈日光照射引起皮肤的急性光毒性反应。其反应的程度,常与光线强弱、照射时间和范围、环境因素、皮色深浅、体质的不同、种族及个人差异有关。春末夏初多见。如人们常受日晒,皮色变黑,对光的防御能力增强,即使遭受较强的日晒,往往也不致发病。

【病因】

本病红斑的发生是由于真皮吸收紫外线后,在毛细血管周围的芳香蛋白质发生氧化改变的产物所致。紫外线对血管有直接而短暂的扩张作用(因波长不同而差异);另外,表皮细胞受紫外线损伤后可能生成和释放出各种介质,并扩散到真皮中,引起红斑反应。

【症状】

大多数日照性皮炎伤者仅有局部皮肤发红发黑、脱屑的现象,无明显痛苦,不需治疗。部分对紫外线较为敏感的登山运动员,照射部位可出现红肿水疱,甚为疼痛,继之出现黑褐色色素沉着,多在面颊部出现黑色晒斑。皮肤经反射照射,对日光的适应性可逐渐提高。

【应急处理】

(1)在晒伤的部位用3%的硼酸溶液持续冷湿敷半个小时左右,水温应低于3℃,如果没有硼酸,可以用自来水,这样可以减轻疼痛。

(2)敷完后局部可以外用些皮质类固醇素霜,如皮炎平等,有减轻红肿的作用。

(3)有水疱时,用小苏打水做湿敷。

【预防】

(1)初到高山,不可在烈日下长时间(半小时以上)赤身运动或劳动,曝晒时间只能逐步增加。

(2)对日光感受性较强的运动员,应避免烈日曝晒。

(3)在外出时应戴宽边帽、着长袖衣衫。

(4)在山地烈日下进行时,颜面等暴露部分应涂防晒膏,也可用白纱布自制面罩防晒。

(5)此外,在强烈日光下工作时间不要太长,最好避免日光照射最强的时间(上午10时至下午2时)在室外工作。

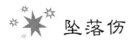　坠落伤

高空坠落伤是指运动中从高处坠落,受到高速的冲击力,使人体组织和器官遭到一定程度破坏而引起的损伤。

【病因】

从高处坠落后,机体受到机械力冲撞造成组织损伤。常见的有脊髓损伤、脑损伤、骨折与破裂挫伤、扭伤、关节脱位和内脏破裂等,常为两种以上的复合伤。相同高度、重力,在垂直接触身体表面时创伤最重。

【症状】

坠落伤往往造成人体的多部位、多脏器损伤。

【应急处理】

(1)观察伤者的四大生命体征,然后检查受伤部位和其他方面的变化。闭合伤较开放性损伤检查困难,但内脏器官的损伤往往是院外急救的重点。

（2）要注意伤者的受伤部位，意识状态，面容表情、出血量的多少，做出正确的判断。多脏器损伤往往造成死亡。

（3）如呼吸心跳骤停应心肺脑复苏（做人工呼吸、胸外心脏按压），建立通畅的呼吸。

（4）如有出血应用止血带或指压止血。

（5）快速平稳地送医院救治。

【预防】

注意自身安全及自我保护，以防意外的发生。

 ## 颈部急性扭挫伤

因各种暴力使颈部过度扭转或受暴力冲击，引起的颈部软组织损伤称为颈部扭挫伤，是常见的颈部筋伤。

【病因】

颈部的屈伸活动有赖头夹肌、肩胛提肌、斜方肌和颈部的筋膜与韧带来完成。当颈部突然扭动，或扛重物或攀高等用力过猛，可使颈部筋肉受到过度牵拉而发生扭挫伤。肌肉可在其起点或肌腹处部分纤维撕裂致伤。

颈部软组织急性损伤的原因很多，如突然跌倒时，颈部突然过度扭转，造成颈部一侧肌肉附着点的损伤；或在打篮球投篮时，头部突然后伸而上肢同时突然上举，以及在平时运动中，准备活动不足，姿势不正确，使颈部过度前屈、后伸，均可造成颈部扭挫伤。轻者造成肌肉、筋膜、韧带的拉伤；严重者超过颈生理活动极限可引起颈部韧带断裂，颈椎间盘向后突出，形成脊髓受压。X线摄片可能看不到颈椎的损伤者，有时合并颈椎骨折、脱位，进一步可引起脊髓神经损伤，一般多为中央型。

【症状】

可出现颈部疼痛,有负重感,转动不灵。疼痛常在 24～48 小时后加剧,可向肩背部放射。如有咽后壁血肿,可以有吞咽困难,出现交感神经症状,如头重、头痛、嗳气、雾视、耳鸣。脊髓功能障碍表现为脊髓中央综合征,上肢肌肉受累重于下肢,有些可以在晚期出现。

颈部扭挫伤在临床诊断上可以具体的分为扭伤、挫伤及错缝三型。

(1)颈部扭伤:扭伤在临床上较为常见,大多为间接暴力造成扭伤,头多偏向患侧,颈部活动受限,在痛处可摸到肌肉痉挛及条索状硬结。

(2)颈部挫伤:直接暴力的打击称为挫伤。挫伤的局部肿胀、压痛、肌肉痉挛,亦可见瘀斑。颈部活动受限。

(3)颈椎骨错缝:扭、挫伤均可引起颈椎小关节的微细错动,在患椎棘突旁有较为明显的压痛点,或再现棘突偏歪。

【应急处理】

以手法治疗为主,配合练功、药物、理疗等处理。

(1)手法疗法:取百会、风府、风池、天宗、大椎、肩井、缺盆。应用点穴法(患者正坐凳上,医者站在患者背后,逐次点压痛点、百会、风池、天柱、大椎、肩井等穴)、揉捻法(医者用拇指指腹在疼痛处作由上而下的揉捻,反复几次)、滚法(用小鱼际部在肿痛处作滚法 2～3 分钟)、推按法(以右侧伤筋为例:患者正坐凳上,医者站在患侧右侧,以右手手掌推按住伤处的上方,左手拿住患者右手手指,并使其屈曲,然后双手缓缓用力,向相反方向推按,使颈部肌肉舒展)、提捏法(患者正坐凳上,医者站在患者背后,用一手拇、食二指拿捏住颈部僵硬之筋,提捏数次)、捻散法(患者正坐凳上,医者在患者背后,用双手大鱼际按压在颈部肩部筋肉上,前后捻散之)、旋转复位法(对于有颈椎关节错缝的患者,可以采用此手法。患者坐位,医者站立后侧方,一手托住其下颏向同侧方旋转。另一手拇指顶按住患椎棘突旁,当颈部旋转到有阻力时,用快速的动作突然扳动。与此同时,顶按棘突的拇指要协同使颈向对侧推按,此时常可听到"嗒嗒"响声,同时拇指下有棘突移动感,表示手法成功。应用此手法必须谨慎,颈部旋转幅度不易过大,手法不可粗暴)。这些手法对颈部扭挫伤,效果良好,具有消散瘀血、理顺筋络、松弛肌肉、减轻疼痛的功效。一般手法后,即可缓解疼痛,增加颈部活动范围。在施用手法时要注意手法的轻重。一般以患者能够耐受为度。不可手法过重,以免加重损伤。

(2)药物治疗

①内服药:以祛瘀生新为主,兼有头痛头晕者可酌用疏散风邪药物,内服防风芎归损丸,症状好转时可服小活络丸。

②外治药:以祛瘀止痛为主,局部肿胀者外敷祛瘀止痛类药膏,不肿胀者可外贴伤湿止痛膏。

(3)物理疗法:可选用电疗、磁疗、超声波等,以局部透热,缓解肌肉痉挛。

(4)练功活动:疼痛缓解后练习头颈的前屈后伸和左右旋转动作,以舒筋活络,增强颈部肌肉力量。

(5)若损伤较严重,疼痛剧烈,有神经症状,应配带颈托,卧床休息1周,也可配合牵引,以减轻肌肉痉挛。

【预防】

(1)激烈运动时要注意自我保护,以防颈部扭挫伤。

(2)伤后应尽量保持头部于正常位置,以松弛颈部的肌肉,必要时用颈部围领固定。

(3)平时经常做颈部功能锻炼,增强颈部肌力,维持颈稳定,增强抗损伤的耐受力。

胸椎小关节功能紊乱症

胸椎关节突关节由上位胸椎的下关节突与下位胸椎的上关节突构成,当运动员身体扭转姿势不当或受到暴力作用时,使关节突关节发生错位,导致背部疼痛和功能障碍,称为胸椎关节突关节错缝或胸椎后关节紊乱症。

【病因】

(1)过屈位损伤:跳高、跳水等运动自高处坠落时,头或臀部着地,或者含胸工作时被重物打击背部,而致胸椎过度屈曲发生胸椎械椎过屈位关节突关节错位。

(2)过伸位损伤:胸部伸直位时,背部被暴力打击使背部过伸,造成胸椎关节突关节过伸错位。

(3)旋转型损伤:暴力可使脊椎过屈或过伸,同时又向一侧旋转。如摔跤运动时,肩部一侧着地,使胸椎旋转,造成胸椎关节突关节旋转错位。

【症状】

突然扭动、闪失后,一侧胸、背部发生疼痛,疼痛沿着肋间向前胸壁放射,有的疼肩牵扯到颈项处,致使身体僵持在某一体位,动则疼痛加剧。咳嗽、深呼吸、大便时疼痛加剧,因而呼吸浅促,食欲减退,不能平卧。

【应急处理】

(1)复位法:应针对病因病理所提及的不同损伤形式,采用与暴力方向相反的力,使错位的关节复位。

①掌推复位法:患者俯卧位,胸部下置一薄枕,双手紧抓床头,一助手握住患者双踝进行对抗性牵引。对过屈型损伤者,医者双掌相叠,掌根部按压于患椎略后凸的棘突上,另一手掌叠于前掌上;当助手牵引时,两手轻巧施力向下按压。闻及一声脆响或感棘突移动时,复位成功。对过伸位损伤者,患者体位同前。同样在助手牵引下,医者两手分别向头、臀方向斜推,闻及或感到弹响,即示错移之关节已复位。

②旋转复位法:患者坐于方凳上,双足分开与肩部等宽。以棘突向右侧偏为例,助手面对患者站立,两腿挟持住患者左腿,双手压住左大腿根部。医者立于患者身后,以右手从患者胸前向左伸扳握患者左肩,右肘部卡住患者右肩,左手拇指用力顶推偏向右侧棘突。然后让患者

作前屈,右侧屈及旋转动作,医者拇指顺势用力将棘突向左上方顶推,可感到拇指下椎体棘突有轻微移动,并伴有"喀达"的响声。检查偏歪棘突是否已纠正,上下棘突间隙是否等距。

(2)中药治疗

①内治法:治宜行气活血、祛瘀通络,可选用血府逐瘀汤、桃红四物汤等加减。

②外治法:可选用消炎止痛膏、麝香镇痛膏等外贴,也可用坎离砂或具有活血祛瘀止痛特性的中药作热熨或湿热敷,常用当归、红花、白芷、石菖蒲、伸筋草、川桂枝、川椒、五加皮等。

(3)针刺:取肾俞、殷门、委中、承山、悬钟、阿是穴,强刺激,不留针。

(4)物理疗法:选用红外线、超短波、紫外线等治疗。

【预防】

(1)平时要注意加强关节周围肌肉力量和韧带柔韧性练习,提高关节稳定性和活动度。

(2)运动前要做好充分的准备活动。

(3)运动中要注意加强保护和自我保护。

 肩部软组织损伤

肩部软组织损伤是指肩部受到直接或间接外力的打击及扭捩致伤,使肩部软组织损伤,韧带撕裂、局部肿胀、疼痛、功能活动障碍的病症。

【病因】

因运动中的碰撞、跌仆、牵拉过度或投掷运动用力过度而致伤。

【症状】

如碰撞性暴力来自肩关节外侧方,喙锁韧带将首先受到影响;跌仆时来自冠状面的侧向暴力则易伤及肩锁关节,故损伤多见于肩部上方或外侧方。一般以闭合伤为常见。损伤后导致局部出血、水肿、肌肉痉挛、后期可导致组织增生肥厚及粘连变性。肩部肿胀、疼痛逐渐加重，或皮下青紫，局部片状钝性压痛，肩关节活动受限。轻者 1 周内症状明显缓解；伴有组织的部分纤维断裂或并发小的撕脱性骨折损伤者，症状可迁延数周。

【应急处理】

(1)固定：急性炎症期疼痛剧烈，应卧床休息，并将上臂外展 30°固定，减少肌肉活动以减轻疼痛。较重者早期宜制动，三角巾悬吊 10～15 天。以后逐渐加大肩部活动锻炼，多作肩外展、外旋、后伸、高举与自动耸肩等活动，使肩关节功能尽早恢复。

(2)局部封闭：1％普鲁卡因 5～10 毫升加醋酸氢化考的松 25 毫克局部封闭，1 周 1 次，共 2～3 次。

(3)物理治疗

①超短波、微波疗法：采用温热疗法，每次 15～20 分钟，每日 1 次，可止痛、消炎。

②温热疗法加超声波疗法：先用太阳灯或红外线灯或蜡疗作用于患肩，再用超声波接触移动法治疗患处，剂量为 0.8～1.5 瓦/平方厘米，每次 8～12 分钟，每日 1 次，此综合疗法既止痛消炎，又可改善关节活动范围。

③碘离子导入疗法：电流强度 15～20 毫安，每次 20～25 分钟，每日 1 次，用于慢性期病例。

(4)运动疗法：急性期过后应开始肩关节活动范围练习及肩袖肌群、三角肌的肌力练习，以改善积压液循环、恢复关节活动范围及肌力。练习应以不痛为原则。

(5)各种治疗无效的病例，可考虑手术治疗，切除部分肩峰，以减少其与肱骨结节的摩擦。

【预防】

(1)平时要注意加强关节周围肌肉力量和韧带柔韧性练习，提高关节稳定性和活动度。

(2)运动前要做好充分的准备活动。

(3)运动中要注意加强保护和自我保护。

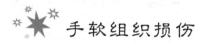 # 手软组织损伤

手软组织损伤是指各种急性外伤等原因造成手的皮肤、皮下浅深筋膜、肌肉、肌腱、腱鞘、韧带等组织的病理损害。

【病因】

运动中的各种意外事故均可造成软组织。

【症状】

局部肿胀、疼痛、出血、青紫等。

【应急处理】

(1)手部扎伤者清洗伤指,涂红药水或甲紫,如留有扎伤物应剔出。

(2)手指砸伤者,无皮肤破损,可贴敷消炎止痛膏,或用冷水毛巾敷。

(3)手指切割伤者,小伤口用盐水或凉开水清洗后,涂红药水并包扎,同时预防感染,去医院注射破伤风抗毒素。伤口大者应送医院救治。

(4)手指被重物碾压且疼痛、肿胀甚时,怀疑有骨折,应及时将伤指用干净布料包裹后,及时送医院诊治。

【预防】

(1)平时要注意加强关节周围肌肉力量和韧带柔韧性练习,提高关节稳定性和活动度。

(2)运动前要做好充分的准备活动。

(3)运动中要注意加强保护和自我保护。

关节韧带损伤

关节韧带损伤主要是由间接外力作用引起的一种闭合性损伤,在体育活动中最常见的是踝关节、膝关节、掌指(间)关节和肘关节韧带损伤。

【病因】

在外力作用下,使关节发生超常范围的运动,关节内外韧带受到过度的或猛烈的牵拉而造成损伤。轻者仅是少量韧带纤维断裂,重者则是部分韧带纤维断裂或韧带完全断裂,甚至引起关节半脱位或完全脱位,同时还可合并关节内滑膜、软骨损伤或撕脱骨折等。例如,跑跳运动时因场地不平,使踝关节发生过度内翻而造成。踝关节外侧韧带损伤,膝关节屈曲约130°～150°,小腿突然外展外旋,或足与小腿固定,大腿突然内收、内旋(简称膝外翻),都可造成膝关节内侧韧带损伤等。

【症状】

伤后局部疼痛,肿胀,若伤及关节滑膜或韧带断裂及合并关节内其他组织损伤时,出现整个关节肿胀或血肿,局部有明显压痛。关节运动功能障碍,轻者关节活动受限,不能着力;韧带完全断裂或撕脱时,关节有不稳或松动感,关节功能明显障碍。

关节侧搬试验是检查纽带损伤的重要方法,若出现疼痛,则属韧带扭伤或少量纤维断裂;如果出现"关节松动"或超常范围的活动,则属韧带完全断裂。例如,检查踝关节外侧韧带时,一手握住患者前足,另一手握住小腿下部,被动使足内翻;检查膝关节内侧韧带时,患膝微屈(20°～30°),检查者一手向内推大腿,另一手握住小腿使其外展。

关节韧带损伤时,常可合并其他损伤,如膝关节内侧韧带损伤,可合并内侧半月板、十字韧带损伤;踝关节外侧韧带损伤时,可合并跗骨窦韧带、副舟骨损伤或第5跖骨基底部骨折等。

【应急处理】

(1)关节韧带扭伤或部分韧带纤维断裂者,伤后立即冷敷,加压包扎,抬高伤肢并休息,以减轻出血和肿胀。

(2)24~48小时后,拆除包扎固定,根据伤情可采用中药外敷、痛点药物注射、理疗和按摩等,但热疗和按摩在开始时只能施于伤部周围,3天后才可用于局部。

(3)韧带完全断裂者,经急救处理后把伤者送至医院,以争取早期手术缝合或固定。

(4)关节韧带损伤时,当关节肿胀和疼痛减轻后,在不引起疼痛或疼痛加重的原则下,尽早进行伤肢功能性活动,防止发生肌肉萎缩和组织粘连,以促进功能恢复。

【预防】

平时要注意加强关节周围肌肉力量和韧带柔韧性练习,提高关节稳定性和活动度;运动前要做好充分的准备活动;要正确掌握跑跳和投掷等的动作技术;运动中要注意加强保护和自我保护。

肌肉损伤

肌肉损伤除由直接外力作用引起肌肉挫伤外,主要是在间接外力作用下使肌肉发生拉伤。据有关资料统计,肌肉损伤约占各种运动损伤的25%。常见的拉伤部位是大腿后群肌、腰背肌、小腿三头肌、大腿内收肌群等。

【病因】

肌肉损伤可分为急性和慢性两种类型。引起肌肉急性损伤的机制,分为主动用力拉伤和被动拉伤。

(1)主动用力拉伤:肌肉做主动的猛烈收缩时,其收缩力超过了肌肉本身的承受能力所致。主动用力拉伤是在肌纤维缩短时发生,多为原动肌和协同肌受伤,如弯腰抓举杠铃时,骶棘肌猛烈收缩而被拉伤;疾跑时用力后蹬,使大腿后群肌拉伤;跳远时用力蹬地,引起小腿后部肌肉拉伤等。

(2)被动拉伤:肌肉受力牵伸时超过了肌肉本身的伸展限度所致。例如,跨栏运动中摆动腿过栏时,跳高运动中摆动腿向上摆动时,都可因原动肌猛烈收缩,而对抗肌不能及时放松或伸展,至使对抗肌因被动拉长而引起拉伤。在做压腿、劈叉练习时,如果用力过猛,也可使被拉长的肌肉发生拉伤。

肌肉拉伤的部位可发生在肌腹或肌腹与肌腱交界处,或肌腱的起止部。轻者发生微细损伤,重者则肌纤维大部分断裂或完全断裂,甚至发生撕脱骨折。肌肉拉伤时除损伤肌肉外,常可伤及肌肉周围的辅助结构,如筋膜、腱鞘等。筋膜撕裂、穿孔时,肌肉可由裂孔中膨出而形成"肌疝"。肌肉损伤后,出血和渗出液若没有完全被吸收,导致肌肉与筋膜粘连,形成"肌肉筋膜炎"。

肌肉劳损是因过度负荷造成微细损伤的积累所致,如肌腱起止点的末端病、肌腱腱围炎及肌腹部劳损等。

【症状】

肌肉拉伤后,伤处疼痛、肿胀、压痛,肌肉紧张或痉挛,触之发硬。受伤肌肉做主动收缩或被动拉长的动作时,疼痛加重。肌肉严重拉伤时,患者在受伤当时可感到或听到断裂声,疼痛和肿胀明显,皮下瘀血显著,运动功能严重障碍,肌肉出现收缩畸形。肌纤维部分断裂时,伤处可摸到凹陷;肌腹中间完全断裂时,出现"双驼峰"畸形;一端完全断裂时,肌肉收缩成"球状"畸形。

肌肉抗阻力收缩试验是检查肌肉拉伤的重要方法。在患者做受伤肌肉的主动收缩时,检查者对该活动施加一定的阻力,在对抗过程中出现疼痛,其疼痛的部位即为拉伤肌肉的损伤处。例如,股后肌群拉伤时,患者仰卧或俯卧,膝关节微屈,检查者一手握住患者小腿,在患者用力屈膝时给以一定的对抗力。

肌肉轻度拉伤应与锻炼后产生的肌肉酸痛相区别,因两者的处理方法是不同的。一般而言,肌肉拉伤者多有外伤史,疼痛在受伤后即刻或不久后出现,疼痛的范围较小,最痛点只局限于拉伤处,呈锐痛,继续活动时疼痛加重,休息 1～2 天后症状不消失。锻炼后产生的肌肉酸痛者无外伤史,酸痛多在运动结束后出现,疼痛的范围较广,呈酸胀性钝痛,无局限性的最痛点,继续活动时症状不加重,经 1～2 天休息后酸痛明显减轻或消失。

【应急处理】

肌肉微细损伤或少量肌纤维断裂时,立即冷敷、加压包扎并抬高伤肢,注意局部休息。疼痛较重者可口服镇静、止痛剂。24 小时后可外敷中药、痛点药物注射、理疗或按摩等。

肌纤维大部分断裂或肌肉完全断裂时,经加压包扎等急救处理后,立即将伤者送至医院,及早做手术缝合。

【预防】

在剧烈运动前,要充分做好准备活动;平时要结合运动项目的特点,加强易伤肌肉的力量和柔韧性训练;锻炼中要注意观察肌肉反应,如肌肉硬度、韧性和疲劳程度等,若出现肌肉僵硬或疲劳时,可进行按摩并减少运动强度;改正技术动作的缺点,正确掌握跑、跳和投掷等的技术要领;注意锻炼环境的温度、湿度和运动场地情况。治愈后再参加锻炼时,要注意循序渐进,以防再伤。

 股内收肌群损伤

股内收肌群包括股薄肌、耻骨肌、内收长肌、内收大肌及内收短肌五条,其作用是内收髋关节及大腿。

【病因】

见于马术、武术、跳高、跨栏运动员等,当受到直接暴力或强力外展牵拉时,可致内收长肌扭伤而痉挛、附着点处水肿、血肿、撕裂伤,甚者日后引起骨化性肌炎。骨盆骨折可合并内收肌附着处之损伤。

【症状】

外伤多见于内收长肌,伤后大腿不敢内收,外展功能受限,步态呈短促之跳跃式。大腿内侧肌腹有疼痛及压痛,肌肉痉挛者呈粗弓弦样紧张。重者可有内收肌群止点处之挫伤及出血。

内收肌抗阻试验阳性:患者仰卧,屈髋屈膝,足跖置于床面上,医者两手放于两膝之内侧向外推,患者尽力内收髋部,疼痛加重者为阳性。

【应急处理】

(1)急性损伤:24 小时后,或慢性损伤,患处外敷坎离砂或海桐皮汤热敷。

(2)早期下肢外展位锻炼受伤肌肉,主动练功,防止疼痛性疤痕挛缩形成,促进后期功能恢复。

(3)症状缓解后,病员可取仰卧位屈髋屈膝,作髋部外展内收练习。

【预防】

(1)运动前要做好充分的准备活动。

(2)运动中要注意加强保护和自我保护。

 ## 膝关节半月板损伤

膝关节扭挫伤后造成半月板的撕裂或松动称为膝关节半月板损伤。

【病因】

当膝关节处于半屈曲体位时,突然地内收、旋转、伸直膝关节或外展、旋转、伸直膝关节时,半月板可被卡在股骨髁和股骨平台之间而损伤。

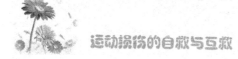
【症状】

(1)多有膝关节突然旋转、跳起落地时扭伤史,或有多次膝关节扭伤、肿痛史,损伤时患膝内有撕裂感,随及关节疼痛、肿胀,关节积血。

(2)一般关节一侧或后方痛,位置较固定。关节间隙压痛,有时伴有响声。上、下楼梯时会发生关节交锁、不稳或滑落感,膝关节突然伸直障碍,经人或自己将患肢旋转、摇摆后才能恢复,解锁时常伴有膝错动响声。

(3)股四头肌萎缩肌力减弱,腿变细,常见于半月板损伤后期,膝关节过伸、过屈试验可引起疼痛,回旋挤压试验阳性。

【应急处理】

对早期怀疑半月板损伤者可行急诊关节镜检查,早期处理半月板损伤,缩短疗程,提高治疗效果,减少损伤性关节炎的发生。

【预防】

(1)训练中合理使用护具。

(2)注意避免损伤性动作。

(3)让运动员在赛季前进行力量和柔韧性训练。

踝扭伤

在各式运动损伤中,脚踝扭伤是相当常见的,尤其是篮球、足球选手。而一般人即使在平日走路时,偶尔也会有这种惨痛的经历,对于这种伤害,许多人常不以为是,而常常旧疾未愈,新伤复发,成为习惯性反复扭伤,影响运动机能与日常生活。

【病因】

在高低不平的地面上行走或奔跑,或是跳跃、跑步、滑冰时,很容易引起踝关节突然内翻,而当内翻超过踝关节正常活动范围时,就会发生韧带扭伤、撕脱、断裂,严重者还可发生骨折。

【症状】

脚踝扭伤后,轻者踝关节出现出血、肿胀和疼痛,重者不能行走、疼痛难忍。

【应急处理】

(1)立即停止行走、运动或劳动等活动,取坐位或卧位,同时,可用枕头、被褥或衣物、背包等把足部垫高,以利静脉回流,从而减轻肿胀和疼痛。

(2)立即用冰袋或冷毛巾敷局部,使毛细血管收缩,以减少出血或渗出,从而减轻肿胀和疼痛。

(3)冷敷的同时或冷敷后可用绷带、三角巾等布料加压包扎踝关节周围。亦可用数条宽胶布从足底向踝关节及足背部粘贴、固定踝关节,以减少活动度。无论包扎或用胶布粘贴均应使受伤的外踝形成足外翻或受伤的内踝形成足内翻,以减轻对受伤的副韧带或肌肉的牵拉,从而减轻或避免加重损伤。

(4)如已发生或怀疑发生骨折,应选用两块长约30厘米的木板或硬纸板分别放在受伤部位的内外两侧,并在受伤部位加放棉垫、毛巾或衣物等,然后再用绷带或三角巾等物把两块木板固定结扎。如为开放性骨折应加压包扎止血后再将骨折处固定。

(5)受伤后切忌推拿按摩受伤部位,切忌立即热敷,热敷需在受伤24小时后开始进行。

(6)最好用单架把伤者送往医院进一步诊断救治。必要时可拨打急救电话120,请专业急救人员进一步处理。

【预防】

(1)在崎岖不平的山路上徒步,或上、下山时,要集中注意力,看清道路,稳步前进,看清脚下的道路。

(2)若遇到雨、雪天气,或天黑时尤应小心。

(3)在登山、徒步时,使用登山杖是个非常好的办法。

(4)注意身上背包,在装填物件时,尽量放置均衡,减少因背包重量不均而使身体重心不稳。

(5)而受伤过的足部,更需加强训练柔软度、肌力及本体平衡感,才能防止再次的损伤。

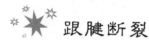 跟腱断裂

跟腱是人体最长和最强大的肌腱之一,成人跟腱长约 15 厘米左右,起始于小腿中部,止于跟骨结节后面的中点。肌腱由上而下逐渐变厚变窄,从跟骨结节上 4 厘米处开始向下,又逐步展宽直达附着点。跟腱在临近肌肉部和附着点部分均有较好的血液供应;而其中下部即跟腱附着点以上 2~6 厘米处,血液供应较差,肌腱营养不良,因而该处常易发生断裂。

【病因】

跟腱损伤较常见,暴力作用是跟腱损伤的主要原因。

【症状】

在受伤时,可听到跟腱断裂的响声,立即出现跟部疼痛、肿胀、瘀斑、行走无力,不能上提脚跟,检查可在跟腱断裂处扪到压痛及凹陷,空虚感,部分损伤者伤后功能障碍不明显,超声波检查可探到跟腱损伤的部位、类型。

【应急处理】

(1)禁止伤者站立或走动,脸朝下趴着伸直脚尖后固定受伤部位。
(2)可以局部降温,用冷湿布或冰局部降温。
(3)急送医院或拨打求救电话。

【预防】

运动前要做好准备活动。

5　脱臼与骨折的急救

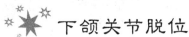

❇ 下颌关节脱位

人们的张嘴和闭嘴是通过颞下颌关节的活动来完成的,但是下颌活动有一定的限度,如果超出活动范围,就会出现脱位。

【病因】

(1)下颌关节结构异常,如关节窝过浅等。

(2)关节功能紊乱,关节囊或关节韧带松弛。

(3)突然张口过度(如大笑、打哈欠、呕吐等)。

(4)局部外伤。

必须指出,突然张口过度,外力只是一个外因,必须通过内因而起作用。也就是说,在同样外力作用下,有人发生脱位,有人不发生,原因在于关节结构和功能是否正常。

【症状】

下颌关节脱位时,关节疼痛,下颌常呈前伸状态,不能闭合,运动员发音不清,吞咽不便、流涎等。

【应急处理】

"掉下巴"后应及时复位,复位后限制下颌活动。复位前,术者应让伤者做好思想准备,精神不宜紧张,肌肉要放松,必要时,复位前可给镇静剂。两拇指明确是双侧或是单侧脱位,以便复位时协调用力。常用的手法复位有口内法、口外法、颌间复位法三种。

(1)口内法:伤者端坐位(但头部紧靠墙壁),术者立于伤者前方,以纱布伸入口内尽可能后伸放在下颌磨牙面上,其余手指握住下颌体部下缘。复位时拇指压下颌骨向下,力量逐渐增大,其余手指将颌部缓慢上推,当髁状突移到关节水平以下时,再轻轻向后推动,此时髁状突即可滑入关节窝而得复位。有时在滑车回关节窝时能听到清脆的弹响声。在即将复位闭颌时,术者拇指应迅速滑向颊侧口腔前庭,以避免咬伤。当两侧同时复位有困难时,可先复位一侧,再复位另一侧。

(2)口外法:运动员和术者的体位同口内法。复位时,术者两拇指放在伤者两侧突出于颧弓下方的髁状突之前缘,即下关穴处,然后用力将髁状突向下方挤压。此时伤者感觉下颌酸麻,术者同时用两手的食、中指托住两下颌角,以环指、小指托下颌体下缘,各指配合将下颌角部和下颌体部推向前上方,此时髁状突即可滑入关节窝而得复位。此法优点是没有咬伤术者拇指的危险,不需要太大的按压力量。

(3)颌间复位法:伤者体位同上述。如复位右侧,术者站在右后方,复位左侧时术者坐于运动员左前方,左手掌及手指托持颏部,右手如握笔式,将一圆形软木棒(约5~10毫米为宜)放在最后上下磨牙面上。复位时,左手稳重用力托于颏部,使之向上,当髁状突向下移动到一定程度时,左手掌间即会感到下颌车在移动而不稳定。此时,右手乘势迅速转动软木棒向前方同时托颏部向后使髁状突滑入关节窝。随即抽出木棒,一侧复位后,再复位另一侧。

复位后,最好使用绷带将下巴托住,几天内不要张大嘴,防止形成习惯性脱位。

【预防】

避免寒冷刺激,纠正不良咀嚼习惯。

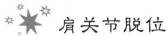 肩关节脱位

肩关节是人体活动范围最广泛的一个关节,因肩关节在解剖结构上缺少稳定性,关节盂小而浅,肱骨头大而圆,关节囊宽松,所以肩关节脱位在全身关节脱位中最常见。

【病因】

肩关节脱位最常见的类型是前脱位,多见于运动中跌倒时上肢处在外展外旋或后伸时,手掌或肘部着地,外力向上传导使肱骨头冲破关节囊的下方,造成肱骨头向前脱位。

【症状】

肩关节脱位主要表现为肩部疼痛、关节活动受限,在脱位早期可无明显肿胀。肩部轻度外展,有弹力性固定,形成典型的"方形肩",关节盂空虚,在腋窝可摸到移位的肱骨头,搭肩试验即患肢手掌搭在对侧肩部时,患侧肘部不能贴于胸臂。值得注意的是这种脱位往往并发骨折。

【应急处理】

肩关节脱位救治可有两种办法。

(1)牵引推拿法:这种办法需 3 个人配合操作。运动员坐位,一助手双手抱住患侧腋下,另一助手握着运动员手腕部,将患肢外展 30°～40°,两助手作对拉牵引,并缓缓外旋患肢,术者双手握住肩部,并将肱骨头向关节盂推动即可复位。

(2)脚蹬法:适用于人手少的情况。运动员仰卧于矮床边,救护者站在运动员患侧,双手握住患肢前臂,用脚跟(右侧脱位用右脚,左侧脱位用左脚)蹬在脱位的腋窝内,救护者手脚同时用力,一边用脚蹬,一边

牵引患肢,并慢慢向外旋转上臂即可复位。复位后,用三角巾托起前臂,并以绷带将上臂固定在胸壁上3周。

若用以上方法复位不成功的,应送医院诊治。

【预防】

注意功能锻炼,一般于复位后即可开始,要经常练习关节周围肌肉的收缩活动和伤肢其他关节的活动,待固定解除后,可逐渐扩大受伤关节的活动范围,以防再次发生脱位。

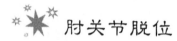 肘关节脱位

在全身各关节脱位中,肘关节脱位最为多见。

【病因】

常因受到间接暴力伤害所致,例如突然跌倒时上肢外展、手掌着地,暴力沿前臂向上传递,肱骨前下端受身体重力作用突破薄薄的关节囊前壁,向前移动,导致肘关节脱位。

【症状】

受伤后伤者表现为肘关节肿胀、疼痛、畸形明显,前臂缩短,肘关节周径增粗,肘前方可摸到肱骨远端,肘后可触到尺骨鹰嘴,肘关节弹性固定于半伸位。

【应急处理】

发生肘关节脱位时,身边无救助者,如查伤者本人根据肘关节的伤情判断是关节脱位,不要强行将处于半伸位的伤肢拉直,以免引起更大的损伤。可用健侧手臂解开衣扣,将衣襟从下向上兜住伤肢前臂,系在领口上,使伤肢肘关节呈半屈曲位固定在前胸部,再前往医院接受治疗。如果有人救助,若救助人员对骨骼不十分熟悉,不能判断关节脱位是否合并骨折时,不要轻易实施肘关节脱位手法复位,以防损伤血管和

神经,可用三角巾将伤者的伤肢呈半曲位悬吊固定在前胸部,送往医院即可。

肘关节脱位手法复位:伤者呈坐位,助手握住上臂作对抗牵引。治疗者一手握伤者腕部,向原有畸形方向持续牵引,另一只手手掌自肘前方向肱骨下端向后推压,其余四指在肘后将鹰嘴突向前提拉,即可使肘关节复位。复位后将肘关节屈曲 90°,用三角巾悬吊于胸前,或用长石膏托固定。2～3 周后去除外固定,辅以积极的功能锻炼,以恢复肘关节的功能。

【预防】

尽量避免外伤。

 ## 腰椎间盘突出症

由于载重和脊柱的运动,使腰椎间盘受到挤压、牵拉和扭转引起腰椎间盘的纤维破裂,髓核突出,产生腰腿痛等症状,称为腰椎间盘突出症。临床上以腰$_{4\sim5}$和腰$_5$、骶$_1$之间的椎间盘最易发生病变。

【病因】

发生本病的原因有内因和外因两方面。内因是椎间盘本身退行性病变和发育上缺陷,外因有损伤、劳损以及受寒着凉等。

椎间盘没有血液循环,修复能力较弱,而且在日常生活和劳动中,由于负重和脊柱运动,椎间盘经常受到来自各方面的挤压、牵拉和扭转应力,因此容易发生萎缩、弹性减弱等退变,这是本病发生的主要原因。

(1)外伤:尤其是积累劳损,是引起纤维环破裂的重要原因。由于腰椎呈生理前凸,椎间盘后薄前厚,人们在向前弯腰时,髓核就向后方移动。此时髓核由于受到体重、肌肉和韧带等张力的影响,即产生强大的反抗性弹力(其弹力的大小与负重的压力大小成正比),如果这种力量过大,或椎间盘纤维环本身有缺陷,髓核就有可能冲破纤维环而向侧后方膨出或突出,引起神经根、马尾或脊髓的压迫症状。

(2)受寒:不少椎间盘突出病人,无外伤及劳损史,只有受寒、着凉史。其原因可能是椎间盘有发育上的缺陷,受寒后使腰背肌肉痉挛和小血管收缩,影响了局部的血循环,进而影响了椎间盘的营养。同时,肌肉的紧张、痉挛,导致椎间盘的内压升高,特别对于已有变性的椎间盘,更可造成进一步的损害,致使髓核突出。

【症状】

突发腰痛剧烈,腰部肌肉痉挛,活动受限伴下肢放射性疼痛等临床症状。

【应急处理】

(1)卧硬床休息。

(2)避免重体力劳动和弯腰过度活动。

(3)用牵引带或机械床作胸部和下肢的对抗牵引。

(4)地西泮、吲哚美辛、强痛定等可选用止痛。

(5)椎间盘突出经非手术治疗 3 个月无效或有神经功能障碍或马尾部受压者,应去医院进行手术治疗。

(6)术后卧床 3～4 周,并行腰背肌锻炼。

【预防】

(1)在运动、体育锻炼过程中注意保护腰部,避免摔伤、撞伤、扭伤等伤害。

(2)患有腰肌劳损者,应注意锻炼腰肌,避免腰部受风着凉。

(3)出现腰部急性扭伤之后,应绝对卧床休息,不仅能够避免病情加重,同时也能起到预防腰椎间盘突出的作用。

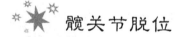 髋关节脱位

构成髋关节的髋臼与股骨头两者形态上紧密配合,是一种典型的杵臼关节,周围又有坚强的韧带与强壮的肌群,因此只有强大的暴力才

会引起髋关节脱位。在车祸中,暴力往往是高速和高能量的,为此多发性创伤并不少见。按股骨头脱位后的方向可分为前、后和中心脱位,以后脱位最为常见。

【病因】

多由间接暴力引起。发生事故时,运动员的体位处于屈膝及髋关节屈曲内收,股骨则有轻度的内旋,当膝部受到暴力时,股骨头即从髋关节囊的后下部薄弱区脱出。

【症状】

(1)有明显外伤史、通常暴力很大,例如乘车时一腿搭在另一腿上,膝盖顶住前座椅背,突然刹车时,膝部受撞击而产生脱位,或高空操作触电后摔下。

(2)有明显的疼痛,髋关节不能活动。

(3)患肢缩短,髋关节呈屈曲、内收、内旋畸形。

(4)可以在臀部摸到脱出的股骨头,大粗隆上移明显。

(5)部分病例有坐骨神经损伤表现,大都为挫伤,2～3个月后会自行恢复,神经损伤原因为股骨头压迫,持续受压使神经出现不可逆病理变化。

【应急处理】

脱臼有可能会连带骨折事故,应及早送医院接受医生的治疗,整复原状。

(1)复位:髋关节脱位复位时需肌肉松弛,必须在全身麻醉或椎管内麻醉下行手法复位。复位宜早,最初24～48小时是复位的黄金时期,最好在24小时内复位完毕,48～72小时后再行复位十分困难,并发症增多,关节功能亦明显减退。常用的复位方法Allis法及提拉法。运动员仰卧于地上,一助手蹲下用双手按住髂嵴以固定骨盆,术者面对运动员站立,先使髋关节各屈曲至90°。然后以双手握住伤者的腘窝作持续的牵引,也可以前臂的上段套住腘窝作牵引,待肌肉松弛后,略作外旋,便可以使股骨头还纳至髋臼内,可以感到明显的弹跳与响声。提示复位成功,复位后畸形消失,髋关节亦恢复,本法简便、安全最为常用。

(2)固定:复位后用绷带将双踝暂时捆在一起,于髋关节伸直位下将运动员搬运至床上,患肢作皮肤牵引或穿丁字鞋2~3周。不必石膏固定。

(3)功能锻炼:需卧床休息4周。卧床期间作股四头肌收缩动作,2~3周后开始活动关节,4周后扶双拐下地活动。3个月后可完全承重。

【预防】

避免创伤。

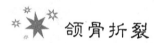 颌骨折裂

颌骨折裂通常只是一侧受伤。

【病因】

由于运动中的突然前趴而导致。

【症状】

口腔内往往有伤口。受伤者可能说话不便,其唾液中常带有血迹。

【应急处理】

(1)必须立即清除口腔中的血液和杂物。

(2)临时用纱布做个垫托,放在下巴尖,并用窄绷带或者围巾托住。

(3)将绷带两端在头顶打个平结。绷带结要打得松紧适度,既能承托下巴,使其固定不动,又不致使伤者牙齿咬紧。

(4)及时去医院救治。

【预防】

避免创伤。

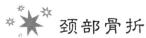

颈部骨折

在骨折中,应特别注意颈部骨折的处理,颈椎骨折时,最重要的是不管怎么样,也不要搬动运动员。如随便搬运,就会铸成大错,以致有生命危险。

【病因】

颈椎骨折常见于跳水误跳入浅游泳池,或从很高的地方坠落等。

【症状】

颈部骨折部位可产生疼痛、肿胀、瘀斑、功能障碍及畸形等症状。

【应急处理】

(1)如果骨折时运动员的意识已经丧失,最基本的紧急处理是保证呼吸道畅通(此时千万不要让头扭动,只让颈部向前伸即可)。若没有呼吸,应进行人工呼吸。

(2)当搬运颈椎骨折(高位胸椎骨折)运动员时,要用门板或梯子作担架。千万不要让颈部活动,把毛巾、毛毯等放到头周围,用砖、石头等把头固定,避免晃动。

【预防】

避免创伤。

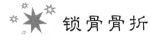

锁骨骨折

锁骨形状细长,位置表浅。运动中突然跌倒或摔跤运动吋,手掌、肘或肩着地,传导暴力多引起中 1/3 骨折,骨折类型多为横断型或短斜形。

【病因】

锁骨骨折多为间接暴力引起。常见的受伤机制是侧方摔打,肩部着地,力传导至锁骨,发生斜形骨折,也可因手或肘部着地,暴力经肩部传导至锁骨,发生斜形或横形骨折,直接暴力常由胸上方撞击锁骨,导致粉碎性骨折,但较少见。

【症状】

锁骨位于皮下、位置表浅,骨折后,出现肿胀,瘀斑、肩关节活动使疼痛加重,运动员常用健手托住肘部,减少肩部活动引起的骨折端移动而导致的疼痛,头部向患侧偏斜,以减轻因胸锁乳突肌牵拉骨折近端活动而导致疼痛。

【应急处理】

(1)当受伤时仅感到锁骨处有疼痛,哪怕是极轻微的疼痛,应警惕锁骨骨折,不要作过多的盲目检查,以防加重损伤或造成移位。

(2)无移位或移位较轻的骨折,以绷带固定,固定时双肩应向后过伸,两侧腋窝处垫棉垫,用宽绷带或布带从患肩前部经上背部及对侧腋下,绕过健侧肩前部,从背后返回患侧腋下,再绕过患侧肩前部,如此反复5～7层,然后用宽胶布拉紧粘贴。

(3)在麻醉下进行手法复位,并外固定。经外固定后,应密切观察手指的颜色及有无麻木等感觉异常,以便及时调整松紧。外固定一般为 3～4 周,此间应主动锻炼握拳、伸屈肘关节、活动手指和腕部,2 周后开始作两肩后伸,卧床时应取仰卧位,在肩肿区垫一小枕,使两肩后伸。

(4)如有移位,伤者应尽量挺胸提肩、尽快去医院。

【预防】

避免创伤。

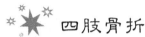 四肢骨折

四肢骨折是指四肢某一部位的骨折。

【病因】

由外力暴力所致骨折多见。

【症状】

如果摔倒或受其他外伤以后,四肢的某个部位疼痛剧烈、发生畸形或活动受限,就要想到可能是发生了骨折。

【应急处理】

(1)先判断伤情就地抢救。

(2)妥善处理伤口。

(3)给予简单肢体固定再送医院治疗。

①前臂骨折:前臂单纯骨折是指尺骨或桡骨骨折,或两者同时骨折,但皮肉未破。急救固定时肘关节屈曲90°,五指伸张,拇指对向伤者鼻子的位置。选择从手腕至肘部长度的3～4块木板、硬纸片。木板用棉花、布片包裹后放在前臂周围,用绳索、绷带、手巾、布条松紧适宜地捆绑固定,然后再用布条或绳索打结成圈状,挂在伤者颈部,并套托前臂将前臂吊在胸前。

②大腿骨折:大腿骨折(单纯骨折)固定时选用三合板、五合板或木板两块,从伤者患侧腋下至足的外侧长度一块,从大腿根内侧至脚的内侧长度一块,并将两块板用棉花或布片包裹紧贴皮肤的一面,用绳索、布带分别固定在伤肢内外两侧,再加两块木板分别放在伤肢的前后面也可。

③小腿骨折:取等长的两块木板,内侧一块应从大腿根部至足内侧,另一块也应大致与小腿等长,同样用棉花、布条包裹,然后用绷带、绳索、布条固定。无木板时可临时将健下肢与伤下肢捆在一起达到固定的目的。

④桡骨下端骨折:从典型的腕关节畸形形态即可判断已经发生骨折,伤者本人和救助者都不要试图强行将畸形的腕关节复位,只需用夹板、小木板或杂志内衬柔软的毛巾、衣物将腕关节固定,然后使前壁呈中立位、肘关节屈曲 90°,以绷带或三角巾悬吊于胸前即可。

⑤胫腓骨干骨折:对于胫腓骨干骨折的伤者,要用上下左右四块夹板或木板捆扎固定,在固定物和肢体接触部分及踝关节骨的凸出部位均要垫上柔软的织物,以免因局部受压而发生缺血坏死。

⑥髌骨骨折:不论是横骨折还是粉碎性骨折,最好的治疗时间是在伤后 5~6 小时之内。所以,在现场要尽快完成急救处理,把一长木板放在伤肢下面,木板的长度要能够固定踝关节和髋关节,在膝关节和踝关节下垫上厚棉垫或衣物,使伤肢呈中立位,膝关节略屈曲绑在木板上,然后抬上担架立即向医院转送。

⑦踝部骨折:在登山或运动时,踝部扭伤后如表现为踝部肿胀,疼痛。有内翻或外翻畸形,内外踝处有压痛应高度怀疑踝部骨折,此时不可再用伤肢持重或行走,立即用两块夹板或木板内衬软布将内、外踝捆绑固定。

⑧紧急处理后,然后送医院抢救。

【预防】

避免创伤。

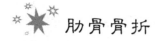

肋骨骨折

肋骨骨折是许多运动伤害中常见的一种骨折。

【病因】

肋骨骨折多为直接暴力或间接暴力伤及胸部所致。

【症状】

通常多发生在第4～7肋骨,可单根或多根肋骨骨折。主要表现为局部疼痛,在深呼吸或咳嗽时疼痛加重,局部有瘀血斑,有明显的触痛,可摸到骨折断端或听到骨摩擦声,两手前后挤压胸骨与脊柱时,骨折处有剧痛。如多条肋骨骨折时,因胸壁软化出现反常呼吸运动,即吸气时伤处的胸壁不随全胸廓扩张,而却向内塌陷;在呼气时则相反,伤者多有呼吸困难,出现发绀,甚者发生休克。

【应急处理】

(1)对疑有肋骨骨折的伤者,应嘱其静卧休息,不要活动,严密观察病情变化,必要时送医院检查治疗。

(2)对确诊为单纯性肋骨骨折者,症状不重时,可用大号膏药如狗皮膏或麝香伤湿膏贴于患处,具有止痛、固定的作用,或用胶布固定胸壁,其方法是先用酒精擦净皮肤上的油脂,取6厘米宽的长胶布,让伤者深呼气后屏气,贴在折断的肋骨平面的胸壁上,其前后两端应超过中线。若为数根肋骨骨折,应由下向上用几条胶布作叠瓦式粘贴,相互重叠2～3厘米。胶布固定时间约2～3周。

(3)多根多处肋骨骨折造成胸壁反常呼吸运动时,胸壁软化的范围较小,可使用厚敷料或平整的衣服折叠数层,加压盖于胸壁软化区,再粘贴胶布固定,并用多头布包扎胸廓。

(4)对伤势过重如双侧肋骨骨折或开放性肋骨骨折,应在保持呼吸道通畅、吸氧及必要的局部包扎紧急处理后,立即送医院抢救。

【预防】

避免创伤。

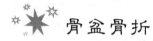 骨盆骨折

骨盆骨折是一种严重外伤。

【病因】

多由直接暴力骨盆挤压所致。

【症状】

(1)伤后局部肿痛,活动受限。

(2)骨盆压痛,骨盆分离试验阳性。

(3)重者有出血性休克表现。

(4)可伴有尿道、膀胱、直肠损伤的表现。

【应急处理】

(1)一旦怀疑骨盆骨折,宜就地检查,紧急处理。就地处理检查时,动作要快、准、稳、轻,避免不必要的搬动和检查。

(2)迅速拨打"120"求救。

【预防】

避免创伤。

6 出血的急救

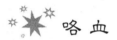 咯 血

凡喉部以下的呼吸道包括气管、支气管、肺部任何部位出血,并经咳嗽从口腔排出,称咯血。大咯血时,血液或血块可堵塞气管或支气管,从而引起窒息而死亡。

【病因】

引起咯血的疾病繁多,运动中的出血可能由运动量过大或呼吸系统疾病引起。

(1)运动强度过大,引起肺泡破裂。

(2)呼吸系统疾病:肺结核、支气管扩张、肺癌、肺脓肿、支气管炎、肺炎、肺真菌病、肺阿米巴病、肺吸虫病、支气管结石、尘肺、恶性肿瘤肺转移、良性支气管瘤等。

(3)心血管系统疾病:风湿性心脏病,二尖瓣狭窄,肺动脉高压,肺栓塞,肺动静脉瘘等。

(4)全身性疾病与其他原因:血小板减少性紫癜、白血病、血友病、再生障碍性贫血、弥散性血管内凝血、肺出血型钩端螺旋体病、流行性出血热、肺型鼠疫、慢性肾衰竭、尿毒症、白塞病、胸部外伤、肺出血、肾

炎综合征、替代性月经、氧中毒和结缔组织病等。

【症状】

(1)咯血前兆

①喉痒,运动员恐怖不安。

②突然胸闷,挣扎坐起。

③呼吸困难增剧,面色青紫,继而发生窒息、昏迷。

(2)症状:咯出的血常与痰混在一起,其特点是与出血性疾病状态有关。大咯血通常指在 24 小时内咯血量超过 600～800 毫升或每次咯血量在 300 毫升以上;小量咯血指每次咯血少于 100 毫升;中等量咯血指每次咯血 100～300 毫升。

【应急处理】

(1)设法劝慰运动员,消除惊慌。让运动员取侧卧位,头侧向一侧,不要大声说话和用力咳嗽,用冷毛巾或冰袋冷敷胸部(但要注意其他部位保暖),减少咯血。出血量多的可用砂袋压迫患侧胸部,限制胸部活动。如离医院很远,则应在咯血缓解后才能送医院抢救,否则途中颠簸会加重病情,甚至死亡。

(2)口服三七粉、安络血或云南白药;还可取鲜藕捣烂取汁冲服半碗,必要时服镇静药。

(3)大咯血时,运动员心情紧张,家属必须沉着冷静、安慰运动员,以消除紧张情绪。如伤者感到血是从某一侧出来的,则应向出血那一边侧卧。这样可使患侧胸部受压,呼吸活动受限,使病肺得到相对休息、减少咯血,同时可以防止病肺的分泌物流向健肺而引起病肺扩散。如果不能确定咯血部位,则应平卧,并在胸部加压沙袋或冰袋,待出血减少可住院治疗。

(4)大咯血常造成窒息,一定要嘱咐运动员把血吐出,不能强行憋住,也不要咽下,以免血块堵住气管。运动员在咯血中,突然咯不出来,张口瞪目、烦躁不安、不能平卧、急于坐起、呼吸急促、面部青紫和喉部痰声,这些都是窒息的信号,有经验者还会用手指指着喉部,示意呼吸道堵塞。此时当争分夺秒,想方设法迅速排除呼吸道凝血块,恢复呼吸道畅通。立即拉腰抱起运动员,让其上身俯下、头低垂,轻拍运动员背部。若是卧床者,应立即让其上半身垂在床沿下;如果其病变部位明确,上身悬垂时注意健侧在上,病侧在下,同时将其头向后仰伸,用金属匙柄,或用手指(包上纱布),撬开上下牙(有假牙要取下),清除口腔内血块,轻轻拍击背部,以利呼吸道内瘀血块排出,待其恢复自动呼吸、面色转红和脱离危险后,立即送医院救治。也可用手指压迫其舌根部,刺激咽喉,促使引起咳嗽排血。如果发现运动员已停止呼吸,应立即作口对口人工呼吸。操作者一只手捏其鼻孔,另一只手托起其下颌,尽量将头部后仰,然后深吸一口气。随即口对口地向其口腔吹气,每分钟14～16次,这是最可取的方法。

(5)注意咯血运动员的护理。咯血时头要偏向一侧,以防血液堵塞呼吸道;饮用温凉的开水,进食易于消化的饮食,保持大便通畅,以免过度用力诱发咯血。待咯血停止后逐步起床活动,预防再咯血。如感觉胸闷、心慌、喉部发痒、有血腥味,以及有血痰时,应立即卧床休息,注意身心安静,还可以服镇静、镇咳、止血药,如地西泮、维生素K、阿度那等,以防大咯血的发生。

(6)应速送医院进一步救治。

【预防】

积极治疗原发病,已有咯血者应减少运动,避免情绪激动,禁食刺激性食物,避免剧咳或用力排便,以免诱发再次咯血。

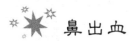
鼻出血

鼻出血轻者可表现为涕中带血,重者可出血不止,以致引起失血性休克,反复多次出血易引起贫血。青年人也以鼻腔前部出血为多见,但也有少数严重的出血发生在鼻腔的后部;40岁后鼻腔前部出血者减少,鼻腔后部出血显著增多,可能与动脉硬化和高血压有关。

【病因】

(1)局部病因

①外伤:运动中的鼻外伤,颅底骨折,鼻中隔穿孔等均可引起鼻出血。

②鼻中隔偏曲:鼻中隔偏曲的凸侧、嵴、距状突处,黏膜干燥,血管易破裂而出血。

③鼻腔炎症:急性鼻炎,鼻前庭炎,干燥性鼻炎,萎缩性鼻炎可引起血管扩张或黏膜糜烂,以致出血。

④局部血管压力过高:鼻中隔的易出血区,医学上称为黎特氏区,血管丰富,表浅,剧烈喷嚏,用力擤鼻时,可使血管破裂出血。

⑤肿瘤:鼻腔肿瘤多富于新生血管,并可压迫邻近组织,使之破坏或发生坏死、感染而引起出血。

⑥气候干燥:高原地区或初春、秋末气候干燥,鼻黏膜干燥结痂,使血管易于破裂。

(2)全身因素

①高血压和动脉硬化的伤者鼻黏膜血管收缩力弱,破裂后不易自动愈合,一般出血较剧烈。

②风湿热:鼻出血常为风湿热疾病的早期症状,其鼻中隔前部常有血管扩张。

③血液疾病:较常见者有出血性紫癜、白血病,再生障碍性贫血及血友病,可引起出血。

④急性传染病:如流感、血热、麻疹、伤寒及传染性肝炎可引起鼻出血。

⑤其他:化学物质中毒,气压变化剧烈(飞行、潜水),以及黏膜受到有害气体的刺激和腐蚀等,都可引起鼻出血。

【症状】

运动员突然一侧鼻孔出血,如堵塞之可由另一侧鼻孔出血或口腔中有血,也有的运动员表现为鼻涕中带血。多数出血者可自止或将鼻捏紧后可自止,少数运动员须送院治疗方可止血。出血多的伤者可有头晕、心悸、耳鸣、体疲乏力等感觉。

【应急处理】

(1)取半坐位,可口服地西泮以镇静。

(2)用拇指和食指捏鼻翼数分钟,可使出血暂停或减少。

(3)鼻腔填塞法:可用干净棉花或纱布条填塞鼻腔以起到暂时止血作用。

(4)出血量较大或出血面积较广时,速去医院急救。

【预防】

(1)平时尽量不挖鼻,有挖鼻习惯者应戒除。

(2)如感觉鼻腔干燥,可涂抗生素软膏每日 3 次或每日滴香油数次。

(3)避免大便干燥。

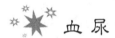 血 尿

在剧烈运动后,某些人可出现肉眼或显微镜下血尿,称为运动后血尿。由于血尿是临床上一个很重要的症状,因而容易引起一些出现血尿的人恐惧,影响锻炼。但也有些人对运动后出现血尿,采取完全忽视态度,听之任之,也易造成不良后果。

【病因】

现今对运动性血尿的病因和发病机制尚不十分清楚,可能与下列因素有关。

(1)剧烈的运动。

(2)肾静脉高压:运动者肾周围脂肪组织较少,长时间剧烈运动特别是跑跳等运动造成身体振动使肾脏下垂,肾静脉与下腔静脉的夹角变小,使得静脉回流血液受阻导致肾静脉高压,血细胞发生渗出。

(3)肾缺氧:运动时血液重新分配导致肾脏血液减少,同时血液中乳酸增加影响了肾小球功能,造成肾脏通透性增加,导致红细胞渗出。

另外,肾损伤和膀胱损伤也可以引起血尿。

【症状】

单纯的运动性血尿,主要的征象是肉眼可见或显微镜下显示出大量红细胞的血尿。伤者除精神紧张外,无任何不舒适感觉。通常在降低运动量后,或消除其他发病因素后,血尿在2~3天内即可消失。

【应急处理】

(1)运动后仅出现少量镜下血尿且运动后第2天尿中血尿即消失者,可继续进行锻炼,但应注意锻炼情况及身体机能情况,必要时可适当调整运动量。

(2)运动后镜下血尿较多,但还不是肉眼血尿,又能在运动后迅速消失者,血尿当天或24小时内,应中止训练,给予休息,并适当调整运动量。参加训练后,要反复查尿,严密观察,加强医务监督。

(3)运动后出现肉眼血尿者,血尿后1~2天内,应中止训练,很好休息,并进行药物治疗(可用止血剂、维生素C、三磷腺苷、维生素 B_{12} 等)。血尿完全消失后,应根据运动者当时的身体机能情况与训练情况,给予短期休息或调整运动量。在反复查尿的严密观察下,如运动后血尿始终阴性,可逐步加大运动量、恢复正常训练。有的运动者运动后血尿虽能在休息后短期内消失,但运动后(有的甚至在较小运动量训练后)反复出现肉眼血尿者,应延长休息时间,在进行药物治疗的同时,应尽早做较全面深入的检查,以除外器质性病变。

【预防】

(1)负荷量和训练强度要循序渐进,避免骤然加大负荷量和训练强度。做好全身和腰部的充分准备活动。

(2)在剧烈训练和比赛过程中适当补充水分,调整好运动强度。

(3)避免过度训练,注意外界环境的变化。

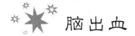 ## 脑 出 血

脑出血一般起病急骤、病情凶险、死亡率非常高,是急性脑血管病中最严重的一种。保证运动员在黄金时间内得到及时正确的救治,是抢救成功的关键。

【病因】

运动员脑出血的原因主要与脑血管的病变、硬化有关。血管的病变与高血脂、糖尿病、高血压、血管的老化、吸烟等密切相关。

【症状】

脑出血多发生在剧烈运动中或运动刚结束,因血压突然升高导致脑血管破裂。脑出血多发生在白天运动时,发病前少数人有头晕、头痛、鼻出血和眼结膜出血等先兆症状,血压较高。运动员突然昏倒后,迅即出现昏迷、面色潮红、口眼歪斜和两眼向出血侧凝视,出血对侧肢体瘫痪、握拳,牙关紧闭,鼾声大作,或面色苍白、手撒口张、大小便失禁。有时可呕吐,严重的可伴有胃出血、呕吐物为咖啡色。

【应急处理】

(1)初步判断为脑出血后,应使运动员仰卧,头肩部应垫高,头偏向一侧,防止痰液或呕吐物回流吸入器官造成窒息,如果运动员口鼻中有呕吐物阻塞,应设法抠出,保持呼吸道通畅。

(2)使运动员平卧,解开运动员领口纽扣、领带、裤带、胸罩,如有假牙也应取出。可不放枕头或将枕头垫在肩膀后面,使下颌略微仰起。

(3)如果运动员是清醒的,要注意安慰运动员,缓解其紧张情绪。宜保持镇静,切勿慌乱,不要悲哭,或呼唤运动员,避免造成运动员的心理压力。

(4)打电话给急救中心或医院寻求帮助,必要时不要放下电话,询问并听从医生指导进行处理。

(5)避免强光刺激。

(6)有条件者可吸氧。

(7)可做一些简单的检查。如用手电筒观察运动员双侧瞳孔是否等大等圆,如有可能测量血压,如收缩压超过 150mmHg 可以给运动员舌下含服硝苯地平 1 片(10 毫克)。

(8)呼叫救护车来运送运动员。若自行运送,在搬运运动员时正确的方法是:2～3 人同时用力,一人托住运动员的头部和肩部,使头部不要受到震动或过分扭曲,另一人托起运动员背部和臀部,如果还有一人,则要托起运动员腰部及双腿,三人一起用力,平抬运动员移至木板或担架上,不要在搬运时把运动员扶直坐起,切勿抱、拖、背扛运动员。

(9)在没有医生明确诊断之前,切勿擅自做主给运动员服用止血剂、安宫牛黄丸或其他药物。

另外,在等待过程中,不要给神志不清的伤者服用食物和水。

【预防】

(1)要控制血压:高血压是终身疾病,要终身服药,不能三天打鱼,两天晒网,这样血压反复反弹,极易导致血管破裂,发生脑出血。

(2)生活要有规律:宜早睡晚起,不要通宵达旦地看电视熬夜。要按时休息,保证睡眠,尤其是中午,最好能有 2 个小时的午休。

(3)要养成科学的饮食习惯:运动员要戒烟、限酒,提倡低盐低脂饮食,饮食宜清淡、多样。五谷杂粮都要吃,宜多食鱼类、豆类、鸡蛋、牛奶、瘦肉等富含维生素和矿物质的食物,以及新鲜蔬菜水果。

(4)要保持平和的心态:避免大喜大怒和受强烈的刺激,要善于调节和控制情绪,防止由于情绪的剧烈波动而诱使脑血管意外突发。

7 其他损伤的急救

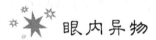

眼内异物

在体育运动中，经常会发生异物入眼的事。眼睛里一旦进入异物，会很难受。眼中异物最常见的是灰尘、沙子、铁屑、煤屑等很小的物质。它往往贴附在眼球表面或藏于眼睑内，会引起不适，发生眼磨痛、眼刺激症状。

【病因】

眼内异物多发生在刮风季节，如风沙吹入眼内；其他异物如飞虫或化学物品如氨水、石灰水等。

【症状】

常见眼内异物主要有两种。一是结膜异物：即是在眼皮里的异物，这是最多见的一种。异物进入眼皮后，人会不自觉地眨眼，异物常被推向上眼睑而藏在上睑下一个被称作上睑下沟的地方，该处有丰富的神经末梢，从而引起异物感、疼痛、流眼泪等症状。二是角膜异物：即是黑眼仁上的异物。由于角膜位于眼睛的最前面，而且大部分暴露于外面。因此凡是细小的异物甚至稻穗、麦壳都能进入角膜，而且常易发生感染

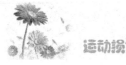

而影响视力。

【应急处理】

(1)当灰尘进入眼内时,应用两个手指捏住上眼皮,轻轻向前提起,救助者向眼内轻吹,刺激眼睛流泪,将灰尘冲出。

(2)当其他异物进入眼时,应轻轻闭眼一会儿,或用手轻提上眼皮,一般附在表面的异物可随眼泪自行排出。

(3)如果是迷着了眼,可向下看,如能看到眼睑里面的异物,可用蘸水的棉签轻轻地拭出。

(4)若是生石灰溅入眼睛内,一不能用手揉,二不能直接用水冲洗。正确的方法是,用棉签或干净的手绢一角将生石灰粉拨出,然后再用清水反复冲洗伤眼,至少 15 分钟,冲洗后勿忘去医院检查和接受治疗。

(5)当硫酸、烧碱等具有强烈腐蚀性的化学物品不慎溅入眼内时,立即用清水冲洗受伤的眼睛,越快越好,选用的水质不必过分苛求,湖水、井水、河水,哪怕是不十分干净的水都可以,如果就近能找到自来水,将伤眼一侧向下,用食指和拇指扒开眼皮尽可能使眼内的腐蚀性化学物品全部冲出。若附近有一盆水,伤者可将脸浸入水中,边做睁眼闭眼运动,边用手指不断开合上下眼皮,同时转动眼球使眼内的化学物质充分与水接触而稀释,此时救助者可再打来一盆水以便更换清洗。

(6)若是异物以高速度进入眼内,如磨砂轮时铁屑飞入眼内,则应及早到医院检查,早期选用手术方法取出眼球内异物。

【预防】

避免意外的发生。

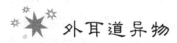 外耳道异物

不论什么性质的物质,以什么方式进入外耳道,都称外耳道异物。

【病因】

体育运动中常见的异物有蚊子、蚂蚁、飞蝇或更小的虫子、沙子、水等。

【症状】

大的异物可引起听力障碍、耳鸣、耳痛和反射性咳嗽；异物嵌顿在耳道的骨性部分时可有剧烈的疼痛；进入耳道的动物性异物爬行和搔动时，使人感到难以忍受的耳鸣和耳痛。

【应急处理】

(1)一旦外耳道有异物进入时，要镇静，不要慌张。

(2)如为昆虫进入时，可先滴入香油或酒精、乙醚、氯仿等可使昆虫瘫痪、死亡，然后用夹子取出或用水冲出。

(3)如系泥块不便取出时，可用温开水或温生理盐水冲洗，如有中耳炎鼓膜穿孔者不宜冲洗，可用棉花棍头之纤维扫出，或用挖耳、小匙小心挖出。

(4)扁形和棒形状异物可用耳镊夹出。

(5)圆形质硬异物可用耵聍钩经异物周围空隙绕过异物的深处钩出，切忌将异物推入深处。

(6)异物取出后如有损伤应消毒换药，直至伤口愈合，同时适当应用抗生素以防感染。

上述方法无效，可请医生处理。

【预防】

(1)戒除挖耳习惯，以防异物残留耳道。

(2)野外露宿时，加强防护，以防昆虫入耳。

(3)消灭蟑螂，以防睡眠时进入耳内。

(4)异物一旦入耳，应及时到医院取出。

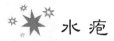

水 疱

水疱是因为脚上局部的组织经过长期的强烈摩擦而引起的组织细胞破裂继而产生,以竞走、长跑、登山等运动常见。

【病因】

在运动中运动员的鞋子太硬、袜子太粗糙(起不到缓冲脚部摩擦的作用)或运动量太大所引起。

【症状】

脚或手上有水疱生成。

【应急处理】

(1)先洗干净水疱,涂上酒精消毒。用消毒的针或剪刀弄个小口子放出组织液(水),再用酒精涂抹伤口。最后用创口贴或芦荟胶涂抹整个水疱。

(2)不要换贴,不然会引起细菌进入而感染。

【预防】

(1)要穿大小合适的鞋。鞋内留出足够的空间,保证脚发生肿胀的时候也不会挤,可以使用鞋垫或跟垫。

(2)穿毛或棉质的袜子,并注意袜子不要局部聚成团或弄皱。同时穿两双袜子也可以减少摩擦。

(3)在脚上扑爽足粉来吸收或减少水分,以减少水疱形成的摩擦。

(4)在出发前把怕起泡或感觉要起泡的地方用医用药布包上,这样就降低了起疱的几率。

(5)如果感觉鞋里有东西,一定要马上脱鞋检查,千万不要对付。

(6)要学会走路,走路的姿势一定要正确,脚跟先着地,然后脚掌均匀的挨地直到脚尖。

(7)千万不要怕某个部位起疱而让脚的一侧持重,这样长时间走路,脚就会起疱。

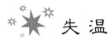 # 失 温

当体温降到35℃以下时,人体即已进入失温状态,在登山运动中最常见。

【病因】

在登山运动中海拔愈高,气候的变化愈大,当缺乏适当的保暖设备,或长期暴露在气候恶劣的低温环境下,特别是精疲力竭、衣物潮湿的情况下时,会产生体温下降的生理反应。

【症状】

失温者感觉寒冷、皮肤苍白、四肢冰冷、剧烈而无法控制的颤抖、言语含糊不清、肌肉不受意志控制、反应迟钝、性情改变或失去理性、脉搏减缓、失去意识等。登山运动员一旦进入失温状况,可能在数小时之内死亡,严重者可能心跳极慢,呼吸细微,即使呼吸及心跳停止,也不可认定失温已死亡,应立即施以急救处理。

【应急处理】

失温最重要的急救原则是防止失温者继续丧失体温,并逐步协助失温者获得正常体温。

(1)将失温者带离恶劣的低温环境,移至温暖的帐篷或山屋内。脱掉潮湿冰冷的衣物,以温暖的衣物、睡袋等裹住失温者全身。

(2)若失温者意识清醒,则可让他喝一些热而甜的饮料,若已不省人事,则让他以复原姿势躺着。

(3)可给与失温者热水瓶或施救者以体温传导,以防伤者体温再度下降。

(4)若失温者呼吸及心跳停止,应展开心肺复苏术,并尽快就医。

切记不可给伤者喝酒,亦不可擦拭或按摩失温者四肢,也不可鼓励失温者作运动。

【预防】

(1)登山运动时不可以穿全棉内衣。

(2)寒冷的天气下一定要带帽子。在空气里,多数热通过头部丢失。

(3)及时换掉湿衣服。

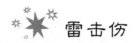 雷击伤

雷击是由雷雨云产生的一种强烈放电现象,电压高山达 1 亿至 10 亿伏特,电流达几万安培,同时还放出大量热能,瞬间温度可达 1 万℃以上。其能量可摧毁高楼大厦,能劈开大树,击伤人畜。

【病因】

夏季在野外训练或越野特别是衣服被雨淋湿时更容易被雷击。

【症状】

皮肤被烧焦,鼓膜或内脏被震裂,心室颤动,心跳停止,呼吸肌麻痹。

【应急处理】

一旦发生雷击事故,应争分夺秒地进行抢救。

(1)伤者就地平卧,松解衣扣,乳罩、腰带等。

(2)立即口对口呼吸和胸外心脏按压,坚持到伤者苏醒为止。

(3)手导引或针刺人中、十宣、涌泉、命门等穴。

(4)送医院急救。

【预防】

(1)当积云开始堆积、并且变黑时就有可能发生雷暴。

(2)汽车往往是极好的避雷设施,可以躲在汽车里。

(3)最好的防护场所就是洞穴、沟渠、峡谷或高大树丛下面的林间空地。

(4)如果在露天,应离开孤立的大树高度的2倍距离之处。

(5)雷雨闪电时,不要拨打、接听电话,关闭手机。因电话线和手机的电磁波会引入雷电伤人。

(6)当感觉到电荷时,即头发竖起,或皮肤颤动了,很可能就是受到了电击,要立即倒在地上,施以自身保护。

(7)如果在孤立的凸出物附近躲避,则该凸出物的顶部至少应高出自己头部15～20米。

(8)离开垂直的墙壁或悬崖、应避开裸露的山峰和山脊以及平坦的开阔地形。

(9)避开地裂缝、成片地衣以及悬空岩石。

(10)万不得已,可以坐在散乱的石块中间。

(11)在地形险要处要用绳子把自己拴牢。

(12)如果进洞避雷,应离开所有垂直岩壁3米以外以免岩壁导电伤人。

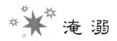

淹溺

游泳是一项益处与危险并存的运动,溺水是游泳运动员最常见的意外事故之一。如果在游泳过程中遇到一些危险情况,如:肌肉抽筋,游进时的突然下沉,呛水,在水中遇到险情以及他人遇险求救等多种情况。

【病因】

体育运动的溺水多以意外事故为多。

(1)水中抽筋：是由于身体在水中电解质释放过多、水比较寒冷、体能消耗过大、陆上的准备活动做得不够充分等原因造成。一般为腿部和脚趾抽筋最为常见。

(2)突然下沉：此危险常见于初学游泳者或泳技不高的运动员。在游进当中会感觉身体突然没劲了，然后身体下沉。这种情况主要是对自身的体力估计不足，体力分配不均匀，体力消耗过大，自身没有觉察，

(3)被水草缠绕：在自然水域中游泳训练，不幸遇到水草或渔网缠绕。

【症状】

轻者，落水时间短，口唇四肢末端易青紫，面肿，四肢发硬，呼吸浅表。吸入水量2毫升/千克时出现轻度缺氧现象。

重者，如吸水量在10毫升/千克以上者，1分钟内即出现低血氧症。落水时间长，面色青紫，口、鼻腔充满血性泡沫或泥沙，四肢冰冷，昏睡不醒，瞳孔散大，呼吸停止。

【应急处理】

1. 游泳运动当中的自救

游泳是一项全身发展的运动，以流体力学为主，加上身体在水中的协调能力，水感等多方面因素合成，使人能够像鱼儿一样，自由自在的在水中游动。呼吸以嘴吸气，口鼻呼气，游泳呛水的原因是用鼻子吸气。此外，如果用嘴吸气不当，也会喝水。防止呛水的办法就是调整好游泳时的呼吸，一定不要用鼻子吸气。

(1)肌肉抽筋的自救：如果遇到这种情况，首先应保持身体在水中的平衡，腿部尽量伸直，然后用手抓住脚踝，脚尖向身体方向钩起，把脚尖尽量向自身方向扳拉，直到抽筋消失。如果抽筋过重，腿部已抽缩麻木，可一边扳拉，一边向岸边游进，也可向同伴大声呼救。

(2)游进中的突然下沉：遇到这种情况，一定要保持冷静，可在身体下沉时闭住呼吸，使体内肺部充满气体，片刻，身体会自然上浮，然后，

划小蛙泳手(手部向下按压划水),蹬小蛙泳腿(主要以小腿,脚踝由内向外划圆),逐渐过渡到蛙泳。如果身边有水线等辅助设施,可借助休息一会儿再游。

(3)被水草缠绕:在自然水域中游泳训练,一定要先观察水下环境。如果不幸遇到水草或渔网缠绕,一定要保持冷静,千万不要挣扎。在这种情况下只有保持冷静,才有机会解脱。缠绕发现得越早越容易解脱。被缠绕后,首先应放松身体,观察缠绕情况,寻找解脱的方法,如果解脱不了,可大声呼救(水草和缠绕的绳尖会随着身体的放松而向外向上扩散,只要仔细寻找根源就会解脱)。

2. 游泳运动当中的互救

在游泳运动当中,每个游泳者都有可能遇到有人溺水的危险事故发生。

如果在游泳运动中,听见有人高呼"救命哪!","有人落水啦",或看见有人在水中拼命挣扎求救,且身体逐渐下沉及有人在水底长时间没有反应时,这就需要及时救生。

(1)选择入水点:当发现溺者时,首先不要惊慌,应保持沉着冷静,快速观察,判断选择入水点。入水点的选择一是要距离溺者最近,二是要照顾到便于营救。

(2)入水方法

①头先入水法:当入水点距溺者距离较远时,宜采用头先入水的方法,动作同一般跳水技术。其特点是入水角度要小些(15°左右),以争取时间,快速出水,接近溺者进行施救。

②脚先入水的方法:当距溺者较近时,宜采用脚先入水的方法。

跨步法:同跨步跳。起跳后,两腿前后分开,两臂侧举,当脚触及水面后,快速并拢。入水后,两手用力向下压水,以阻止身体在水中下潜过深,然后改变身体姿势,使之进入游泳状态,此法适用于较近的距离。

打桩式:两手胸交叉,其中一手按住口鼻,跳起后,两腿伸直并拢,身体呈直线。当水没过腰部时屈体,两手压水,以阻止身体在水中下潜过深,然后,快速改变身体姿势,进入游进状态。此法适用于稍远距离。

(3)游近溺者:如果救生者选择的入水点距离溺者较远,或在游近溺者时,宜采用蛙泳或抬头式自由泳。因为这两种泳姿都有利于观察到溺者在水中的情况和位置变化,以便救生员及时改变游进路线和救生方案。当游至距溺者1~1.5米时,若发现溺者面对自己,为了避免被溺者抓住或抱住,救生员应立即下潜至溺者腹部以下,用双手扭转溺者的髋部,使之转体180°背对自己以防被溺者抓住,然后出水实施拖运。

(4)拖运技术:当顺利接近溺者或救生者经解脱使溺者背向自己后,救生员即对溺者进行拖运。拖运是一项较难的技术,除掌握技术外还应有较强的身体素质。

①溺水者仍浮在水面时,抢救者可向水中抛投木板、竹竿等救护器材,让溺水者抓住这些器材游上岸(船)。

②若溺水者已下沉水底,抢救者应迅速潜入水中急救。若溺水者还在挣扎,最好不要从正面接近,以免被溺水者抱住而无法施救,甚或被抱入水底,方法如图7-1所示。

第一种,两手扶住溺者下颚,用反蛙泳腿作为前进的动力。注意:用反蛙泳腿时,膝关节不可屈伸过大,身体尽量放平。

第二种,两手扶住溺者腋下,用反蛙泳腿作为前进的动力。注意:用反蛙泳进行拖运时,身体紧靠溺者,平躺在水面上;蹬腿时,收小腿,膝关节不要弯曲过大。

第三种,侧卧水中,一手托住溺者的枕骨部(后脑),一手划水,两腿作蹬剪腿动作为前进动力。

第四种,侧卧水中,一手从溺者腋下伸直其胸部外侧,并用手扶住躯体,另一手划水,两腿作蹬剪动作为前进动力。

③溺水者上岸(船)后,不论其清醒与否,均应清除其口、鼻中的泥沙、杂草,取下假牙,把舌尖拉出口外,松解衣领,以免影响呼吸。溺者处于昏迷状态,为了保护溺者不再受到伤害,所以上岸技术也比较重要。

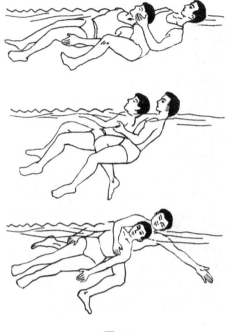

图 7-1

④将溺水者取俯卧位,抢救者两手把溺水者的腰部提高,头部下垂,这样能把呼吸道及胃中的水从口中倾倒出来,以保持呼吸道通畅。

⑤如果溺水者呼吸、心跳微弱或已停止,应立即对其进行心肺复苏术,人工呼吸应采用举臂压背人工呼吸法。

⑥如果溺水者肺、胃内的水在平躺或俯卧时难以倒出,可将其双脚朝天提起,使其肩部、头部、双上肢下垂,就可将水倒出,方法如图 7-2 所示。

也可由抢救者将溺水者拖起,右手提起其腰,左手扶住其头,并将其腹部置于抢救者右膝上,使其头与双上肢下垂,这样也会使溺水者肺、胃内的存水流出,方法如图 7-3 所示。

采用以上几种方法抢救的同时,应始终注意溺水者的保暖,以减少并发症的发生。并尽快将溺水者送医院继续治疗。

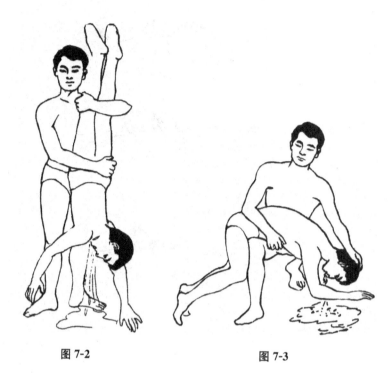

图 7-2　　　　　　　　　　　图 7-3

【预防】

(1)游泳前要了解自己的身体健康状况,不要到深水区游泳以防发生危险。心脏不好的、感冒未愈的、皮肤溃烂的、有中耳炎的,不能游泳。

(2)不到有关部门和单位禁止游泳的地方游泳。要到专门的游泳场(池)游泳,并选择好的游泳场所,了解游泳场哪些地方是浅水区,哪些地方是深水区,水下有无礁石、杂草,有无渔网等,以及水域是否卫生。不到不了解情况的水域贸然游泳。

(3)下水前要活动身体,如水温较低,应先在浅水处用水淋湿身体,适应后再下水游泳。

(4)正确估计自己的水性,水性不熟、游泳水平不高的在浅水区游泳,千万不能逞强到深水区去。

(5)对水底情况不明时决不能贸然跳水,防止伤及身体。不到有急流、旋涡的水域去游泳,禁止酒后和精疲力竭时游泳。

(6)游泳过程中,如果突然感觉眩晕、恶心、心慌、气短或四肢抽筋,要立即上岸或呼救。

(7)当发生腿部或脚部抽筋,切不可惊慌,可采用用力蹬腿,用手拽抽筋的脚趾的办法解除抽筋,也可迅速改为仰泳姿势,发生抽筋的腿部保持不动,迅速上岸,然后对抽筋部位进行按摩。

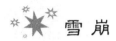

雪 崩

积雪的山坡上,当积雪内部的内聚力抗拒不了它所受到的重力拉引时,便向下滑动,引起大量雪体崩塌,人们把这种自然现象称作雪崩。雪崩是一种自然现象,在登山或滑雪场等地是一种严重的灾害,常会造成房倒屋塌和人员伤亡。

【病因】

(1)松软的积雪崩落:降在背风斜坡的雪不像山脚下的雪那样堆积紧实。在斜坡背后会形成缝隙缺口。它能给人的感觉很硬实和安全,但最细微的干扰或者像一声枪响的动静,就能使雪发生崩落。

(2)坚固的积雪崩落:这种情况下的雪有一种欺骗性的坚固表面——有时走在上面能产生隆隆的声音。它经常由于大风和温度猛然下降造成。登山者和滑雪者的运动就像一个扳机,能使整个雪块或大量危险冰块崩落。

(3)空降雪崩:在严寒干燥的环境中,持续不断新下的雪落在已有的坚固的冰面上可能会引发雪崩落,这些粉状雪片以每秒90米的速度下落。覆盖住口和鼻还有生存的机会,被淹没后吸入大量雪就会引起死亡。

(4)湿雪崩:在冰雪融化时更普遍。在冬天或春天,下雪后温度会持续快速升高,这使新的潮湿的雪层不可能很容易就吸附于密度更小的原有的冰雪上。它的下滑速度比空降雪崩更慢,沿途带起树木和岩石,产生更大的雪砾。

【症状】

雪崩,每每是从宁静的、覆盖着白雪的山坡上部开始的。突然间,咔嚓一声,勉强能够听见的这种声音告诉人们这里的雪层断裂了。先是出现一条裂缝,接着,巨大的雪体开始滑动。雪体在向下滑动的过程中,迅速获得了速度。于是,雪崩体变成一条几乎是直泻而下的白色雪龙,腾云驾雾,呼啸着声势凌厉地向山下冲去。

【应急处理】

(1)出于本能,会直朝山下跑,但冰雪也向山下崩落。而且时速达到 200 千米。向下跑反而危险,可能给冰雪埋住。

(2)向旁边跑较为安全,这样,可以避开雪崩,或者能跑到较高的地方。

(3)抛弃身上所有笨重,如背包,滑雪板,滑雪杖等。带着这些物件,倘若陷在雪中,活动起来会显得更加困难。

(4)切勿用滑雪的办法逃生。不过,如处于雪崩路线的边缘,则可疾驶逃出险境。

(5)如果给雪崩赶上,无法摆脱,切记闭口屏息,以免冰雪涌入咽喉和肺引发窒息。

(6)抓紧山坡旁任何稳固的东西,如矗立的岩石之类。即使有一阵子陷入其中,但冰雪终究会泻完,那时便可脱险了。

(7)如果被雪崩冲下山坡,要尽力爬上雪堆表面,平躺,用爬行姿势在雪崩面的底部活动,休息时尽可能在身边造一个大的洞穴。在雪凝固前,试着到达表面。扔掉你一直不能放弃的工具箱——它将在你被挖出时妨碍你抽身。节省力气,当听到有人来时大声呼叫。同时以俯泳,仰泳或狗爬法逆流而上,逃向雪流的边缘。

(8)被雪掩埋时,冷静下来,让口水流出从而判断上下方,然后奋力向上挖掘。逆流而上时,也许要用双手挡住石头和冰块,但一定要设法爬上雪堆表面。

【预防】

首先,登山运动员要正确判断登山路线上有无雪崩痕迹。要注意识别组成雪崩的三个区段,以及雪面上是否有雪团滚落而留下的条痕轨迹。行进时要避免走雪崩区。实在无法避免时,应采取横穿路线,切不可顺雪崩槽攀登。在横穿时要以最快的速度走过,并设专门的了望哨紧盯雪崩可能的发生区,一有雪崩迹象或已发生雪崩要大声警告"雪崩",以便队员赶紧采取自救措施。

高山运动时,无论是选择登山路线或营地,应尽量避免背风坡。因为背风坡容易积累从迎风坡吹来的积雪,也容易发生雪崩。行进时如有可能应尽量走山脊线,走在山体最高处,可以免去雪崩威胁。在选择行进路线或营地时,要警惕所选择的平地可能就是"陷阱"。因为在陡峻的高山区,雪崩堆积区最容易表现为相对平坦之地。

大雪以后 1~2 天内不要登山,应该等待新雪崩塌殆尽后再登山。大雪之后常常伴有好天气,必须放弃好天气等待雪崩过去!这是一种很难的选择,只有随机应变,视具体情况而定了。实在不可避免时,应在上午 10 时以后,再穿越雪崩区。因为,此时"早起"的太阳已照射雪山一段时间了,若有雪崩发生的话也多在此时以前,这样也可以减少危险。在人们经常有活动的地段,也可以用炮轰的手段主动把雪崩形成区的积雪"轰"下来。在高山行进和休息时,不要大声说话,以减少因空气震动而触发雪崩。

8 运动伤害的康复调理

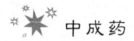

中成药

治疗跌打损伤的中成药,具有活血化瘀、消肿止痛的功能。有的专供内服,有的专供外用,但大多数既能内服,又可外用。

1. 常见的中成药种类

(1)内服中成药

①云南白药:具有活血、消肿、止痛、止血的功能。主治跌打损伤,外伤出血。一般每次服 0.2～0.3 克,症状较重的每次服 0.5 克,每日 2～3 次。该药盒内装有保险子,凡遇较重的跌打损伤,可先用黄酒送服 1 粒,但轻症及其他病症不可服用。

②三七伤药片:具有活血、祛瘀、止痛的功能。主治跌打损伤。每次服 3 片,每日 3 次,不可过量。

③三七片:具有散瘀止血、消肿止痛的功能。主治跌打损伤之瘀肿疼痛。每次服 3～5 片,每日 1～2 次。

④七厘散:具有活血祛瘀、消肿止痛的功能。主治跌打损伤后瘀滞肿痛。每次服 0.6～1.5 克,每日 1～2 次。

⑤跌打丸:具有活血化瘀、消肿止痛等作用。常用于治疗因外伤所

致的跌打损伤、皮肤瘀血、皮肤肿痛、肌肉疼痛等症。每次服 1 丸,每日 2～3 次。

⑥骨折挫伤散:舒筋活络、接骨止痛、消肿散瘀。用于跌打损伤、血瘀肿痛、闪腰岔气及骨伤劳损等。胶囊剂每次 10 粒,每日 3 次,温黄酒或白开水送服。

⑦中华跌打丸:消肿止痛、舒筋活络、驱风活血、止血生肌。用于软组织损伤、挨伤、脱臼、骨折及风湿性关节炎、类风湿性关节炎等。口服:治疗内部受伤,用白酒送服,每次 1 丸,每日 2 次。外用:治疗积瘀肿痛,挫伤筋伤、风湿疼痛,用白酒 50 克调药 1 丸并加热,外搽患处。

⑧活血止痛胶囊:活血散瘀、消肿止痛。用于跌打损伤、瘀血肿痛。用温黄酒或温开水送服,1 次 4 粒,1 日 3 次。

⑨田三七粉(片):散瘀止血、消肿止痛。用于咯血、吐血、衄血、便血、外伤出血、跌打瘀血、痛肿疼痛、胸腹刺痛。散剂:每日 2 次,用药液兑服或遵医嘱;片剂:每次 3 片,每日 3 次。

⑩伤科跌打片:活血散瘀、消肿止痛。用于跌打损伤、伤筋动骨、瘀血肿痛、闪腰岔气。口服,1 次 4 片,1 日 2 次。

⑪龙血竭粉胶囊:活血化瘀、消肿止痛、收剑止血、生肌剑疮。用于跌打损伤、内伤瘀血、痛疽溃疡、肢体麻木等症。口服,1 次 4～6 粒,1 日 3 次;外用,取内容物适量,敷患处或用酒调敷患处。

⑫伤科七味片:祛瘀消肿、活血止痛。用于急性软组织损伤、骨折及骨关节损伤等。口服,1 次 2 片,1 日 3 次。极量,1 次 4 片,1 日 3 次。

⑬复方伸筋胶囊:舒筋通络、活血祛瘀、消肿止痛。用于骨折恢复期、关节炎、颈椎病、肥大性脊椎炎、肩周炎、坐骨神经痛、慢性关节炎。口服,1 次 4 粒,1 日 3 次。

⑭回生第一丹:具有活血化瘀、消肿止痛的功能。常用于治疗跌打损伤所致的皮肤瘀血红肿、肌肉疼痛等症。每次服 0.5～1 克;日服 2 次。

⑮舒筋活血片:具有舒筋活血、通经活络、散瘀等功能。适应于筋骨扭伤所致的四肢拘紧、跌打瘀痛、筋骨疼痛等症。口服每次 5 片,日

服 3 次。

(2)外用中成药

①万花油：止血止痛、解毒消肿、生肌。用于跌打损伤肿痛、水火烫伤、外伤、出血、尤适于身体各部位之闭合性损伤而有瘀血肿痛者。用药棉蘸油搽涂患处，每天 2～3 次。

②治伤酊：具有活血祛瘀、消肿止痛的功能。主治扭伤、挫伤。使用时，涂擦患处，每日数次。本品专供外用，切忌内服。

③吊筋药：具有活血化瘀、舒筋活络的功能。主治跌打损伤后伤处疼痛、屈伸不利等症。本品专供外用，不可内服。使用时，用药粉 15 克，以烧酒、面粉、鸡蛋清等调敷患处，每日换药 1 次。

④活血膏：具有消肿止痛、祛风除湿的功能。主要用于治疗跌打损伤之瘀滞肿痛；也可用于风湿痛和神经痛。一般外贴 1～2 天更换 1 次。

⑤正骨水：活血祛瘀、舒筋活络、消肿止痛。用于跌打扭伤和各种骨折、脱臼。运动前后擦用可消除疲劳。先搽于伤口周围，作止痛用再行按摩，每日敷药 2～3 次。凡骨折、脱臼需正骨后始敷此药，并只能搽于伤口周围但忌搽伤口。

⑥驳骨水：活血祛瘀、止血止痛、强筋骨、利关节。用于跌打损伤、骨折脱臼、瘀血肿痛、寒湿痹痛等。挫伤、扭伤可用药棉蘸取药水擦患处，1 日 3～4 次；骨折、脱臼须先复位后，再将药棉浸渍药水敷患处。

⑦跌打膏药：舒筋活络、散瘀止痛。用于跌打损伤、挫伤肿痛、风湿性关节炎。加温化开贴于患处。

⑧伤痛外擦灵：舒筋活络、消肿止痛。用于急性软组织损伤局部瘀肿、疼痛等症。用药棉蘸取药水擦患处，1 日 3～4 次。

⑨正红花油：救急止痛、消炎止血。主治风湿骨痛、跌打损伤、扭伤、刀伤、烫伤、火伤、蚊叮虫咬等。外用适量，涂于患处。

⑩克伤痛擦剂：活血化瘀、消肿止痛。主要用于急性软组织扭、挫伤。外用适量，涂擦患处并按摩至局部发热，1 日 2～3 次。外用药忌入口、眼及皮肤破损处。

⑪奇正消痛贴：活血散瘀、消肿止痛、干黄水、除湿痹。适用于急慢

性扭挫伤、跌打瘀痛、肩周炎、腰椎病、颈椎病、骨折、骨质增生疼痛、风湿及类风湿疼痛等症。将药垫塑料薄膜揭除,将小管溶液均匀涂在中间药垫表面,敷于患处。

2. 操作方法

(1)清洁皮肤,剃去较长密的毛发。

(2)剪去膏药周边四角,置文火上加温,使之软化后揭开。

(3)根据病情掺入合适药粉,并慢慢挤捏,使掺药与膏药均匀混合。膏药外缘用棉花转上一圈,趁热贴在患处,用胶布或绷带固定。

3. 注意事项

(1)烘烤膏药以柔软能揭开为度,防止粘贴时烫伤皮肤及膏药外溢;掺有麝香药末时,不宜久烤,以免香气散失。

(2)发现皮肤发红,发痒,起疹子或水泡,为过敏所致,应立即取下,暂时停贴。

(3)取下膏药后,随即用松节油或汽油擦拭干净,以免沾污衣服。

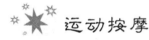 运动按摩

运动按摩是用专门的手法作用于人体某一部位或穴位,可以提高人体机能、消除疲劳并预防运动损伤。按摩不需要特殊的设备,按摩技巧也容易掌握,非常简单易行,参加体育运动后自我按摩也很实用。

1. 按摩的作用

按摩能改善神经系统的调节机能。小强度、长时间的按摩有镇静作用;大强度、短时间的按摩有兴奋作用。按摩可以减轻心脏负担,促进淋巴循环,可以消除扭伤等引起的肿胀。按摩还能加强局部的血液供给,防治病变肢体的萎缩,这在医院中的中风偏瘫运动员中应用非常广泛。在进行大强度的运动后,也许会感觉肌肉酸痛,此时按摩可以放松肌肉,减轻酸痛。运动前按摩,可以促使皮肤血管扩张,加强血液循

环,减少运动损伤的发生。经常按摩,还可以提高韧带的柔韧性,提高运动能力。

2. 按摩器具

按摩器具可作为按摩临床辅助医疗用具,常用的有按摩拍、按摩球、按摩轮、按摩梳、电动按摩器具等。

3. 按摩介质

按摩时常可应用介质,能增强疗效,润滑和保护皮肤。常用介质的种类如下。

(1)水汁剂:可用水、姜汁、中药水煎液等。

(2)酒剂:将药物置于75％酒精或白酒中浸泡而成,可用樟脑酒、椒盐酒、舒筋活络药水等。

(3)油剂:由药物提炼而成,常用的有麻油、松节油等。

(4)散剂:把药物晒干,捣细,研末为散,可用磨头散、滑石粉等。

(5)膏剂:用药物加适量赋形剂(如凡士林等)调制而成。历代处方众多,应用也较为广泛。

4. 按摩手法的要求

手法是按摩实现治病、保健的主要手段,其熟练程度及适当地应用,对治疗和保健效果有直接的影响。因此,要提高效果,就要熟练掌握手法的操作技巧。手法的要点在于持久、有力、均匀、柔和,要有渗透作用。

(1)持久:是指操作手法要按规定的技术要求和操作规范持续作用,保持动作和力量的连贯性,并维持一定时间,以使手法的刺激积累而产生良好的作用。

(2)有力:是指手法刺激必须具有一定的力度,所谓的"力"不是指单纯的力量,而是一种功力或技巧力,而且这种力也不是固定不变的,而是要根据对象、部位、手法性质以及季节的变化而变化。

(3)均匀:是指手法动作的幅度、速度和力量必须保持一致,既平稳又有节奏。

(4)柔和：是指动作要稳、柔、灵活，用力要缓和，力度要适宜，使手法轻而不浮，重而不滞。

(5)渗透：是指手法作用于体表，其刺激能透达至深层的筋脉、骨肉甚至脏腑。应该指出的是，持久、有力、均匀、柔和、渗透这5方面是相辅相成、密切相关的。持续运用的手法逐渐降低肌肉的张力，使手法功力能够逐渐渗透到组织深部，均匀协调的动作使手法更趋柔和，而力量与技巧的完美结合，则使手法既有力又柔和，达到"刚柔相济"的境界，只有这样，才能使手法具有良好的"渗透"作用。

5. 常用运动按摩手法

我国中医流传下来的按摩手法非常多，应用较多的有8种基本手法。

(1)推摩

①拇指平推法：用大拇指罗纹面或偏峰沿着淋巴流动的方向向前推。适用于头面部及胸腹部四肢。这一方法可以疏通经络、理筋活血、消瘀散结、缓解软组织痉挛。

②手掌平推法：四指并拢，拇指分开，全手接触皮肤沿着淋巴流动的方向向前轻轻推摩。或者用手掌着力，以掌根部为重点，虎口稍抬起，否则会引起疼痛。前一方法可以舒适皮肤、镇静神经系统，一般在按摩开始或结果时使用，后一方法能促进静脉及淋巴回流，提高皮肤温度，消除水肿。一般在按摩中间用。

(2)擦摩：用拇指或四指指腹、大鱼际、小鱼际、手掌、掌根紧贴在皮肤上，作来回直线形的摩动。注意手法要轻柔，由轻而重，再由重而轻，力量均匀，速度可快可慢。这种方法可以用于全身大小各部位，使局部皮肤温度升高，促进血液循环，消除皮下瘀血，有助于消肿及止痛。

①拇指指腹和大鱼际擦摩法：多用于四肢或关节部位。例如擦摩关节时，可以先用两手将膝部或腘窝托住，然后再用拇指指腹和大鱼际进行擦摩。

②指腹擦摩法多用于胸肋部、小关节及肌腱部位。例如在擦摩跟

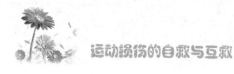

腱时,拇指和四指相对成钳形,钳住被摩擦部位,以拇指为支点,其他四指进行擦摩;或以四指为支点,用拇指进行擦摩。

(3)揉:用拇指或四指指腹、掌、掌根、大鱼际、小鱼际紧贴在皮肤上,作圆形或螺旋形的揉动。移动时手指或手掌不移开接触的皮肤,使该处的皮下组织随手指或掌的揉动而滑动。此法可用于关节、肌腱和腰部。能促进血液循环,加速组织新陈代谢,松解深部组织,使瘢痕组织软化,也可以缓和其他强手法带来的刺激和疼痛。

(4)揉捏:四指并拢,拇指分开,手成钳形,将掌心及各指紧贴在皮肤上,拇指与四指相对用力将肌肉略往上提,沿向心方向做旋转式移动。在前进过程中,掌指不要离开按摩的皮肤,手指不弯曲,用力均匀,避免仅指尖用力。根据需要,也可以双手进行。用双手揉捏时,两手并拢,向同一方向进行。拇指圆形揉的动作很明显,其余四指捏的动作明显,揉与捏是同时进行的,力量要达到肌肉组织。这种方法是按摩肌肉的主要手法,经常用于小腿、大腿、背部、臀部等肌肉肥厚的部位。可以促进肌肉的新陈代谢,防止肌肉萎缩。

(5)搓:用双手掌夹住被搓的肢体两侧,相对用力,方向相反,做上下来回搓动肌肉。动作要轻快协调,双手力量要均匀、连贯,频率要由慢至快,再由快至慢结束。它适用于四肢及肩膝关节,一般在每次按摩的后阶段使用。此法可以使皮肤、肌肉、筋膜松弛,血液流畅,促进组织新陈代谢,消除肌肉酸胀与疲劳,提高肌肉的运动能力。

(6)按压:用拇指、一手或双手的手掌和掌根按压被按摩的部位,停留约30秒。用力由轻到重,然后由重到轻。双手按压时双手要并列,或掌叠,或相对。适用于腰背部,肩部以及四肢肌肉僵硬发紧时,也可以用于腕关节。此法可以放松肌肉,消除疲劳,对关节也有整形作用。

(7)叩打:又可以分为叩击、轻拍、切击三种手法。叩打多用于大块肌肉及肌肉肥厚的部位,如大腿、腰部、臀部等。可以畅通血液循环,加强肌肉营养,消除疲劳并调节神经功能。

①叩击时,两手握拳,用小鱼际而交替叩打,手指与手腕尽量放松。

②轻拍时,两手半握拳,或两手手指伸直张开,掌心向下进行拍打,指腕放松。

③切击时,两手手指伸直张开,用手的小鱼际侧进行切击。

(8)抖动:用掌、指轻轻抓住肌肉,进行短而快速的振动,又称肌肉抖动。或者双手拉住肢体末端进行上下快速的抖动,又称肢体抖动。抖动速度由慢而快,再由快而慢,用力不能过大。被按摩者的肌肉一定要放松。

6. 运动前按摩

运动生理学的研究证明,运动者在训练或比赛之前,某些器官就已发生了变化,如心率加快,收缩压升高,肺气量加大,呼吸频率加快,耗氧量增加,血糖上升,血乳酸增加等,这种状态,在运动生理学上称为赛前状态。一般的比赛规模越大,离比赛时间越近,赛前状态的反应就越明显。

当运动者处于不良的赛前状态时,就会影响体能及技术的正常发挥,尤其是赛前过度兴奋,会导致赛前焦虑,从而影响运动成绩。运动前按摩不仅调节机体各系统器官,还能调节神经、精神状态,以适应运动实践所要求的生理和心理上的负担,还能代替需要消耗部分能量的活动,保持充沛的体力,发挥最大的运动能力。

运动前按摩应注意及时调整运动前个体出现的精神情绪偏差,其大致有两种表现:其一,精神不振,情绪抑郁,称为赛前冷淡状态,常伴有四肢乏力、动作别扭、表情冷淡、脉搏缓慢等;其二,过度兴奋,过分紧张,称为赛前亢奋状态,常伴有坐立不安,夜寐不宁,呼吸急促,情绪激动,甚至多尿,影响动作协调等。针对第一种表现,按摩手法宜刚强重着,灵活快速,节律紧凑;针对第二种表现,按摩手法宜轻巧柔和,节律缓慢,时间长短适中。运动前按摩每次按摩10~30分钟,一般要求在运动前15分钟完成。

【赛前振奋法】

(1)推抹面额,捏拿头部:运动员取坐位。用两手以食、中、无名指相并扶持其两侧颞部,以拇指相继交替推抹前额,分推其颜面四线(攒竹、眉冲、头维、率谷段;攒竹、鱼腰、太阳、率谷段;睛明、四白、瞳子、率谷段;分别由迎香,人中,承浆到地仓、颊车、耳门、率谷、翳风段。紧抹慢移,并顺势按揉上述穴位。共1～2分钟)。一手扶持其前额,另一手五指微屈捏拿其头部:从前发际至头顶及后枕部。紧拿慢移3～5遍。两手微屈,以五指端叩击头部:前发际到头顶、颞部、后枕部。紧叩慢移3～5遍。

(2)扫散头颞,按振头顶:运动员取坐位。一手扶持一侧颞部,另一手拇指伸直,其余四指并拢微屈,以拇指桡侧端和其余四指指端单向扫散其另一侧颞部:头维、率谷至翳风。节奏明快,左右交替,两侧各20～30次。用拇指指腹按振百会穴5～10次;以虚掌拍击百会穴2～3次。

(3)拿风池,推桥弓,拿肩井,按膏肓:运动员取坐位。先以拇、食指相对拿两侧风池3～5次,继以推抹两侧桥弓、风池、翳风至缺盆。用两手拇指和食、中指相对揉捏,提拿其两侧肩井。柔和快速,捏3提1,左右交替各3次。用两手食、中、无名指扶持其肩端,拇指指腹按揉其两侧膏肓俞5～10次。

(4)推按颈肩,滚击腰背:运动员取坐位或俯卧位。用指掌虎口部推擦其颈项,两侧肩背,风府、大椎到肩井段,紧推缓移3～5遍。用两手拇指指腹推按其颈椎两侧、两侧肩肌,顺序同上。由外向内着力,重按紧推3～5遍。以滚法施于其腰背脊柱及其两侧:大椎到八髎段。紧滚慢移3～5分钟。用虚掌、空拳叩击其腰骶部各3～5次。

(5)捏按上肢,滚拿下肢:运动员取坐位或卧位。用拇指和食指、中相对捏拿其上肢两臂的内外侧。捏按极泉、臂臑、曲池、少海、手三里、内关、合谷、劳宫穴。紧捏慢移,左右交替各2～3遍。以滚法施于其大腿、小腿前后侧,自上而下,紧滚慢移,左右交替,各2～3分钟。用拇指和食、中指或指掌鱼际相对捏拿其下肢大腿、小腿内外侧,自上而下,紧拿慢移,并按拿伏兔、风市、梁丘、血海、足三里、阴陵泉、承山、昆仑、太溪。左右交替各2～3遍。

(6)按委中、点环跳,太冲:运动员取侧卧位和仰卧位。用食指的指间关节突起部或肘端着力,点按其环跳,刚中见柔,左右同法2～3次。用拇指和食、中指相对点按委中、太冲,左右同法,各3～5次。

【赛前安神法】

(1)推抹面额,捏拿头部:同"赛前振奋法"。

(2)扫散头颞,按振头顶:同"赛前振奋法"。

(3)揉太阳,振攒竹:运动员取坐位或仰卧位。两手张开扶持其两侧头颞部,以拇指指腹揉按其两侧太阳,用力轻揉和缓,各10～20次。两手拇、食指端按其两侧攒竹。做有节奏地持续振颤2～3分钟。

(4)拿风池、推桥弓、拿肩井、按膏肓:同"赛前振奋法"。

(5)横推胸廓,揉摩脘腹:运动员取仰卧位。用手掌面或虎口部横向推擦其胸胁部:锁骨、胸骨至胁肋,紧推慢移3～5分钟。用平掌着力揉摩其脘腹部,顺时针方向,周而复始,升摩轻柔,降摩稳实。操作2～3分钟。

(6)推滚腰背,搓摩胸胁:运动员取俯卧位。用手掌面或虎口部、掌根部推、揉其腰背部:大椎至长强各2～3遍。用滚法施于腰背脊柱及其两侧:大椎至八髎。紧滚慢移3～5分钟。用两手指掌面相对搓摩其胸胁两侧:腋下至胁肋,紧搓慢移3～5遍。

(7)按揉神门、手三里、太冲:运动员取坐位或仰卧位。用拇指和食、中指相对揉按神门、内关、手三里、阴陵泉、三阴交、太冲各5～10次,左右同法。

7. 运动间歇按摩

运动生理学的研究证明,在运动和比赛间歇,所消耗的能量便开始有所恢复。只是恢复的快慢与间歇时间的长短有所不同。在运动间歇时,用按摩手法作用于人体相应的穴位和局部肌肉,可以取代单纯的消极休息,及时消除机体的紧张和疲劳。保持良好的状态,加速完成对后阶段运动负荷的准备,这是现场的准备活动和整理活动的交替结合。

运动间歇按摩应根据运动项目技巧的特点和间歇时间的长短,结合环境条件拟定按摩方案。通常可以不受规范程式的限制,采取灵活机动的应变措施,以局部操作为主,着重于运动负荷较大的组织与部位。手法强度宜轻快、柔和,时间宜短。

（1）揉太阳，捏五经，拿风池：运动员取坐位。一手以拇指和食、中指相对揉按其两侧太阳穴，另一手五指微屈，以五指指腹着力捏拿其头部五经（即督脉和两旁足太阳，足少阳经在头部循行的节段），前发际至后枕部。紧拿慢移，左右同法0.5～1分钟。一手扶持其前额，另一手以拇指和食、中指相对着力按拿其两侧风池。先下后上，由轻渐重，操作2～3次。

（2）抹前额，振眉头，啄头顶：运动员取坐位。两手张开，以食、中、无名指扶持其头颞部，拇指指腹着力相继交替推抹其前额。攒竹至丝竹空穴10～15次。一手扶持其后枕部，一手用拇指和食指相对按其两侧眉头攒竹穴，并做节律持续振颤0.5～1分钟。两手五指微屈，用指端啄击头顶30秒。

（3）㨰腰背，按脊柱，叩八髎：运动员取俯卧位。用㨰法施于腰背脊柱及其两侧大椎至八髎段。紧㨰慢移2～3分钟。两掌相叠，以掌根、鱼际着力按压其腰背脊柱，大椎至长强段3～5遍。手法稳实明快，富有弹性。用虚掌或空拳叩击腰骶部各3～5次。

（4）提肩肌，按背俞，搓胁腰：运动员取俯卧位。用两手拇指和食、中指相对捏拿其两侧肩肌各3～5次。先轻渐重、和缓明快、左右交替。用两手拇指指腹自上而下按揉脊柱两侧背俞穴，着重于肺俞、心俞、脾俞、肾俞、大肠俞、八髎等穴，反复操作2～3遍。用两手掌面相对搓摩其胸胁，腰部两侧自腋下至髂前上棘段2～3遍，紧搓慢移。

（5）搓肩臂，抖上肢，拔伸五指：运动员取坐位。用两手掌面相对搓摩上肢肩、肘至腕段3～5遍。紧搓慢移，左右交替。用两手握持其腕掌部，做小幅度的上下持续颤抖0.5～1分钟，左右交替。用屈曲的食、中指指间夹紧，拔伸手五指各1次，左右交替。

（6）屈髋膝，拔踝关节，搓下肢：运动员取仰卧位。用两手握持其小腿部，作髋、膝关节屈伸活动，并做较小幅度的过伸扳动各3～5次，柔缓蓄劲，左右交替。用两手握持其足跟和足部，同时用力作环转旋摇和屈伸扳动各3～5次，稳实蓄劲，左右交替。用两手掌面相对搓摩其下肢内外两侧，自上而下，各2～3遍。紧搓慢移，左右交替。

8. 运动后按摩

运动后按摩又称恢复按摩。运动是人体内物质大量分解、能量大量消耗的过程。在激烈紧张的训练、竞赛和表演后,通常会出现过度疲劳和过度兴奋状况。其一,大量耗力,过度劳累,主要表现在全身和局部肌肉酸痛、韧带痉挛等。其二,大量耗神,过度兴奋,主要表现在心神不宁、精神紧张、失眠、头痛、纳呆等。

运动后按摩要注意全身系统按摩和主要运动部位局部按摩的密切结合,根据不同的运动,着重于负荷较大器官的部位。对极度疲乏的运动机体,可以施行全身系统性的恢复按摩,可利于机体全面消除疲劳和紧张状态,迅速恢复运动能力。手法强度和用量的掌握、手法操作规程的选择,均应个别对待,即根据其所表现的疲劳程度和紧张状况酌定。通常以轻柔缓和手法为宜,一般在晚上睡觉前 2 小时内进行,每次时间约 0.5～1 小时。

(1)推抹面额,揑拿头部:同"赛前振奋法"。

(2)扫散头颞,按振头顶:同"赛前振奋法"。

(3)拿风池,推桥弓,拿肩井,按膏肓:同"赛前振奋法"。

(4)横推胸廓,揉摩脘腹:同"赛前安神法"。

(5)摩背搽腰,压脊推腿:运动员取俯卧位。用指掌、掌根揉摩背腰部大椎至长强段 2～3 遍,紧揉慢移。用搽法施于腰背、臀腿部大椎至两承山段 2～3 遍,紧搽慢移,左右交替。两掌相叠,以掌根按压其脊柱大椎至长强段 2～3 遍,节律明快。用指掌、掌根推按下肢部环跳至承山段 2～3 遍。紧按慢推,左右交替。

(6)分推背腰,搓摩胸胁:运动员取俯卧位。用两手掌分推背腰部大椎至长强段各 2～3 次。用两手掌搓摩胸胁两侧腋下至胁肋段 2～3 遍。

(7)搓肩臂,抖上肢,拔伸五指:同"运动中按摩操作方法"。

(8)屈髋膝,拔踝,搓下肢:同"运动中按摩操作方法"。

(9)按揉足三里,击擦涌泉:运动员取仰卧位。用拇指和食、中指相对按揉足三里 5～10 次,左右交替。用一手握持其足部。另一手虚拳叩击足底涌泉 3～5 次,左右交替。用一手握其足部,另一手用大鱼际侧推其足底涌泉 2～3 分钟,左右交替。

(10)拍叩下肢:运动员取仰卧位,用虚掌、空拳拍叩下肢大腿前、外侧和小腿外侧 2～3 分钟。

9. 按摩禁忌证

(1)传染病如肝炎、结核等,或某些感染性疾病如丹毒、骨髓炎等禁用按摩手法。

(2)伴有出血倾向的血液病者禁用按摩治疗。

(3)骨折部位,不宜按摩治疗。

(4)皮肤疾病如湿疹、癣、疮疹、疥疮等,禁在患处按摩治疗。

10. 按摩异常情况的处理

(1)治疗部位皮肤疼痛:经按摩手法治疗,局部皮肤可能出现疼痛等不适的感觉,夜间尤甚,常见于初次接受按摩治疗者。主要原因在于对术者手法不熟练,或者局部施术时间过长,或者手法刺激过重。一般不需要作特别处理,1～2 天内即可自行消失。若疼痛较为剧烈,可在局部热敷。对初次接受按摩治疗者应选用轻柔的手法,同时手法的刺激不宜过强,局部施术的时间亦不宜过长。

(2)皮下出血:在接受手法治疗后,治疗部位皮下出血,局部呈青紫色,出现紫癜及瘀斑。由于手法刺激过强,或运动员血小板减少等所致。微量的皮下出血或局部小块青紫时,一般不必处理,可以自行消退;若局部青紫肿痛较甚,应先行冷敷,待出血停止后,再热敷或轻揉局部以促使局部瘀血消散吸收。

(3)骨折:手法不当或过于粗暴可引起骨折,按摩时运动员突然出现按摩部位剧烈疼痛,不能活动。因此,按摩手法不宜过重,活动范围应由小到大,不要超过正常生理限度,并注意运动员的耐受情况,以免引起骨折。

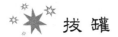 拔 罐

拔罐是以杯罐为工具,借热力排去罐内的空气,造成罐内负压,使罐吸附在皮肤或穴位上,引起局部毛细血管扩张及皮下瘀血达到治疗疾病的一种方法,多用于陈旧性软组织损伤的治疗。

1. 罐的种类

罐子的种类很多,有玻璃罐、竹罐、抽气罐、橡皮罐等。

(1)玻璃罐:由玻璃制成,质地透明,易于观察罐内皮肤瘀血程度,便于随时掌握治疗时间。缺点是导热快,易破碎。

(2)竹罐:用细毛竹制成长约 6~9 厘米,直径为 3~6 厘米的竹罐,罐的一端留节作罐底,另一端磨光滑作罐口。优点为轻巧、价廉、不易打碎、取材容易、制作简便,缺点是易燥裂、漏气。

(3)抽气罐:系用耐热质硬的透明玻璃制成,形状如笆斗,肚大口小,口边微厚而略向外翻。分大、中、小三种型号。其优点是质地透明,使用时可以窥视罐内皮肤的瘀血程度,便于掌握时间。缺点也是容易破碎。

2. 拔罐方法

拔罐时,要根据不同部位选择适宜的火罐。一般而言,面积大、肌肉厚的部位,宜用大或中罐;面积小、肌肉薄的部位,宜用小罐。

(1)火罐法:是用罐内火焰燃烧的热力,排出空气,形成负压,将罐吸附于皮肤上的方法,临床常采用最常用的是闪火法和投火法。

①闪火法:闪火法是用镊子夹住点燃的酒精棉球或纸片,伸入罐内沿罐壁中段绕 1 圈后迅速抽出,立即把罐扣压在应拔罐的部位上。

②投火法:投火法是把小纸片或酒精棉球点燃后投入罐内,迅速把罐扣压在应拔罐的部位上。此法只适宜于侧面横拔,以免已燃的纸片或酒精棉球掉在皮肤上而引起烫伤。

(2)抽气法:先将备好的抽气罐瓶紧扣在应拔的部位上,抽出瓶内

空气即可。

3. 注意事项

(1)留罐的时间要根据罐的大小及吸力的强弱而定。罐大、吸力强的可拔 3～5 分钟;罐小、吸力弱的可拔 10～20 分钟。天气寒冷时,留罐时间可稍延长;天气炎热时,留罐时间宜缩短,以免出现水疱。

(2)严格进行消毒:为防止感染及传染病的发生,在拔罐治疗时,应进行严格的消毒,针罐结合法及刺络拔罐法更应注意。

(3)注意选择适当体位及正确拔罐法:伤者要选择舒适、适当的体位,拔罐过程中不能移动体位,以免罐具脱落;要根据不同部位选择不同口径的罐具,注意选择肌肉丰满、富有弹性、没有毛发及局部平整的部位,以防掉罐,拔罐动作要稳、准、快。应用闪火法时,应避免烫伤皮肤;应用刺络拔罐时,勿使出血量过大;应用针罐时,需避免将针撞压。

(4)注意坐罐的时间及正确起罐法:坐罐时,应注意掌握时间的长短,以免起泡;起罐时应以指腹按压罐旁皮肤,待空气进入罐中,即可取下,切忌用力硬拔。

(5)注意拔罐的禁忌证:皮肤有溃疡、水肿、过敏,大血管相应部位不宜拔罐,常有自发性出血和损伤后出血不止的运动员也不宜使用拔罐法。

(6)注意烫伤的处理:如出现烫伤,小水泡可不必处理,任其自然吸收;如水泡较大或皮肤有破损,应先用消毒毫针刺破水泡,放出液体,或用注射器抽出液体,然后涂以甲紫等,并以纱布包敷,保护创口。

针 灸

针灸方法较多,常用的是毫针法和灸法。

1. 毫针法

毫针是最常用的针具,由不锈钢或合金制成。通过针刺人体穴位并给以一定量的刺激,可以"通其经络,调其气血",调和阴阳,扶正祛邪。据统计约对 100 多种疾病有明显疗效。进针后,运动员自觉在针刺部位出现酸、胀、重的感觉,称为"得气"或"针感"。实践证明,针感的有无及强弱,直接影响治疗效果。一般地说,"得气"迅速效果好,"得气"慢效果差,无"得气"则可能无效。

(1)针具选择:对针具的选择,现在多选用不锈钢所制针具,因不锈钢不仅能防锈蚀,耐热,而且具有一定的硬度、弹性和韧性。金质、银质的针,弹性较差,价格昂贵,故较少应用。在临床应用前还须按照要求注意检查,以免在针刺施术过程中,给运动员造成不必要的痛苦。在选择针具时,除应注意上述事项外,在临床上还应根据运动员的性别、年龄的长幼、形体的肥瘦,体质的强弱,病情的虚实,病变部位的表里浅深和所取腧穴所在的具体部位,选择长短、粗细适宜的针具。如男性、体壮、形肥,且病变部位较深者,可选稍粗稍长的毫针。反之若女性,体弱形瘦,而病变部位较浅者,就应选用较短、较细的针具。至于根据腧穴的所在具体部位进行选针时,一般是皮薄肉少之处和针刺较浅的腧穴,选针宜短而针身宜细;皮厚肉多而针刺宜深的腧穴宜选用针身稍长、稍粗的毫针。临床上选针常以将针刺入腧穴应至之深度,而针身还应露在皮肤上稍许为宜。如应刺入 0.5 寸,可选 1.0 寸的针,应刺入 1.0 寸时,可选 1.5～2.0 寸的针。

(2)消毒:针刺治疗前必须严格消毒(包括针具器械消毒、医者手指和施术部位的消毒)。针具器械消毒可采用多种方法,如高压消毒(1.5 千克/平方厘米的压力,120℃高温下保持 15 分钟以上)、煮沸消毒(清水煮沸后,煮 10～15 分钟)、药物消毒(75％酒精浸泡 30 分钟)。其中煮沸消毒简便易行,无需特殊设备,比较常用;而高压消毒效果最佳。医者的手,先用肥皂洗刷干净,再用 75％酒精或 0.5％碘酒棉球涂擦。施术部位用 75％酒精或 0.5％碘酒棉球擦拭即可。

(3)体位选择:针刺时运动员体位选择的是否适当,对腧穴的正确定位,针刺的施术操作,持久的留针以及防止晕针、滞针、弯针甚至折针等,都有很大影响,如病重体弱或精神紧张的运动员,采用坐位,易使运动员感到疲劳,往往易发生晕针。又如体位选择不当,在针刺施术时或在留针过程中,运动员常因移动体位而造成弯针、滞针甚至发生折针事故。因此根据处方选取腧穴的所在部位,选择适当的体位,既有利于腧穴的正确定位,又便于针灸的施术操作和较长时间的留针而不致疲劳,临床上针刺时常用的体位,主要有以下几种:

①仰卧位:适宜于取头、面、胸、腹部腧穴,和上、下肢部分腧穴。

②侧卧位:适宜于取身体侧面少阳经腧穴和上、下肢的部分腧穴。

③俯卧位:适宜于取头、项、脊背、腰尻部腧穴,和下肢背侧及上肢部分腧穴。

(4)行针方法:行针是指将针刺入腧穴后,为了使之得气,调节针感以及进行补泻而实施的各种针刺手法。行针的基本手法是针刺的基本动作,常用的有以下两种:

①提插法:是将针刺入腧穴的一定深度后,使针在穴内进行上、下进退的操作方法。使针从浅层向下刺入深层为插;由深层向上退到浅层为提。至于提插幅度的大小,层次的有无,频率的快慢以及操作时间的长短等,应根据运动员的体质、病情和腧穴的部位以及医者所要达到的目的而灵活掌握。

②捻转法:是将针刺入腧穴的一定深度后,以右手拇指和中、食二指持住针柄,进行一前一后的来回旋转捻动的操作方法。至于捻转角度的大小,频率的快慢,操作时间的长短等,应根据运动员的体质、病情和腧穴的特征以及医者所要达到的目的,灵活运用。

以上两种基本手法,既可单独应用,也可相互配合运用,在临床上必须根据运动员的具体情况,灵活掌握,才能发挥其应有的作用。

(5)针刺补泻法

①补法:是泛指能鼓舞人体正气,使低下的功能恢复旺盛的方法。

②泻法:是泛指能疏泄病邪使亢进的功能恢复正常的方法。针刺补泻就是通过针刺腧穴,采用适当的手法激发经气以补益正气,疏泄病邪而调节人体脏腑经络功能,促使阴阳平衡而恢复健康。

(6)注意事项:针刺深度应根据年龄、体质、部位和病情而定,一般以既有针感而又不伤及脏器为原则。留针时间约15~30分钟。出针时,先用左手拇、食指持棉球按压在针旁皮肤上,右手持针轻轻捻转并上提至皮下,稍停后随即出针,并用消毒棉球按压皮肤针孔,以防出血。

2. 灸法

把艾绒制成艾炷或艾条,点燃后在一定的穴位上进行熏灼,给以一定的温热刺激,通过经络的调节作用而达到治疗疾病的目的。常用的有隔姜灸、温和灸、雀啄灸和温针灸等,在运动损伤中多用于治疗陈旧性或慢性软组织损伤。

（1）艾条的制作方法

艾灸疗法的主要材料为艾绒,艾绒是由艾叶加工而成。选用野生向阳处 5 月份长成的艾叶,风干后在室内放置 1 年后使用,此称为陈年熟艾。

取陈年熟艾去掉杂质粗梗,碾轧碎后过筛,去掉尖屑,取白纤丝再行碾轧成绒。也可取当年新艾叶充分晒干后,多碾轧几次,至其揉烂如棉即成艾绒。

①艾炷的制作:将适量艾绒置于平底磁盘内,用食、中、拇指捏成圆柱状即为艾炷。艾绒捏压越实越好,根据需要,艾炷可制成拇指大、蚕豆大、麦粒大 3 种,称为大、中、小艾炷。

②艾卷的制作:将适量艾绒用双手捏压成长条状,软硬要适度,以利炭燃为宜,然后将其置于宽约 5.5 厘米、长约 25 厘米的桑皮纸或纯棉纸上,再搓卷成圆柱形,最后用胶水将纸边粘合,两端纸头压实,即制成长约 20 厘米,直径约 1.5 厘米的艾卷。

③间隔物的制作:在间隔灸时,需要选用不同的间隔物,如鲜姜片、蒜片、蒜泥、药瓶等。在施灸前均应事先备齐。鲜姜、蒜洗净后切成约 2~3 毫米厚的薄片,并在姜片、蒜片中间用毫针或细针刺成筛孔状,以利灸治时导热通气。蒜泥、葱泥、蚯蚓泥等均应将其洗净后捣烂成泥。药瓶则应选出相应药物捣碎碾轧成粉末后,用黄酒、姜汁或蜂蜜等调和后塑成薄饼状,也需在中间刺出筛孔后应用。

（2）艾灸的方法

①直接灸:是将大小适宜的艾炷,直接放在皮肤上施灸。若施灸时需将皮肤烧伤化脓,愈后留有瘢痕者,称为瘢痕灸。若不使皮肤烧伤化脓,不留瘢痕者,称为无瘢痕灸。

②间接灸:是用药物将艾炷与施灸腧穴部位的皮肤隔开,进行施灸的方法。如生姜间隔灸、隔盐灸等。

隔姜灸:是用鲜姜切成直径大约2～3厘米、厚约0.2～0.3厘米的薄片,中间以针刺数孔,然后将姜片置于应灸的腧穴部位或患处,再将艾炷放在姜片上点燃施灸。当艾炷燃尽,再易炷施灸。灸完所规定的壮数,以使皮肤红润而不起疱为度。

隔蒜灸:用鲜大蒜头,切成厚0.2～0.3厘米的薄片,中间以针刺数孔,然后置于应灸腧穴或患处,然后将艾炷放在蒜片上,点燃施灸。待艾炷燃尽,易炷再灸,直至灸完规定的壮数。

隔盐灸:用纯净的食盐填敷于脐部,或于盐上再置一薄姜片,上置大艾炷施灸。

隔附子饼灸:将附子研成粉末,用酒调和做成直径约3厘米、厚约0.8厘米的附子饼,中间以针刺数孔,放在应灸腧穴或患处,上面再放艾炷施灸,直到灸完所规定壮数为止。

③艾卷灸:是取纯净细软的艾绒24克,平铺在26厘米长、20厘米宽的细草纸上,将其卷成直径约1.5厘米圆柱形的艾卷,要求卷紧,外裹以质地柔软疏松而又坚韧的桑皮纸,用胶水封口而成。也有每条艾绒中渗入肉桂、干姜、丁香、独活、细辛、白芷、雄黄各等份的细末6克,则成为药条。施灸的方法分温和灸和雀啄灸。

温和灸:施灸时将艾条的一端点燃,对准应灸的腧穴部位或患处,约距皮肤2～3厘米左右,进行熏烤。熏烤使运动员局部有温热感而无灼痛为宜,一般每处灸5～7分钟,至皮肤红晕为度。对于昏厥、局部知觉迟钝的运动员,医者可将中、食二指分开,置于施灸部位的两侧,这样可以通过医者手指的感觉来测知其局部的受热程度,以便随时调节施灸的距离,防止烫伤。

雀啄灸:施灸时,将艾条点燃的一端与施灸部位的皮肤并不固定在一定距离,而是像鸟雀啄食一样,一上一下活动地施灸。另外也可均匀地上、下或向左右方向移动或作反复地旋转施灸。

④温针灸:是针刺与艾灸结合应用的一种方法,适用于既需要留针而又适宜用艾灸的病症。操作时,将针刺入腧穴得气后,并给予适当补

泻手法而留针,继将纯净细软的艾绒捏在针尾上,或用艾条一段长约2厘米左右,插在针柄上,点燃施灸。待艾绒或艾条烧完后,除去灰烬,取出针。

⑤温灸器灸:是用金属特制的一种圆筒灸具,故又称温筒灸。其筒底有尖有平,筒内套有小筒,小筒四周有孔。施灸时,将艾绒或加掺药物,装入温灸器的小筒,点燃后,将温灸器的盖扣好,即可置于腧穴或应灸部位,进行熨灸,直到所灸部位的皮肤红润为度。有调和气血,温中散寒的作用。

(3)注意事项

①在施灸前,要将所选穴位用温水或酒精棉球擦洗干净,灸后注意保持局部皮肤适当温度,防止受凉,影响疗效。

②除瘢痕灸外,在灸治过程中,要注意防止艾火灼伤皮肤。如有起疱时,可用酒精消毒后,用毫针将水疱挑破,再涂上甲紫即可。

③偶有灸后身体不适者,如身热感、头昏、烦躁等,可令伤者适当活动身体,饮少量温开水,或针刺合谷、后溪等穴位,可使症状迅速缓解。

④施灸时注意安全使用火种,防止烧坏衣服、被褥等物。

刮 痧

体育运动中因身体位置和姿势不断发生改变,经常发生强力扭转、牵扯受压或因不慎而跌、仆、闪、挫等情况,使肌肉、肌腱、韧带、脂肪垫等软组织受到损伤并引发局部疼痛、肿胀、影响关节功能活动等。中医学认为损伤后,由于血离经脉、经络受阻,气血流行不通,"不通则痛"。治疗的关键在于"通","通则不痛"。通过对上述4种类型的运动损伤中软组织损伤的刮痧治疗,刺激受伤部位的经络,激发经气,调整经气运动,直接改善与之相连的脏腑器官的功能活动,急性损伤和陈旧性损伤都可达到100%的痊愈。研究证明,刮痧疗法能治疗运动损伤,尤其是闭合性的运动损伤。

刮痧疗法的作用是镇痛、神经的抑制或兴奋、调气行血、活化细胞、提高细胞的营养、加强吸收功能、调整各种分泌腺的功能,特点是刮拭皮肤或皮下组织出痧,也是刮痧疗法立竿见影的原因。

从运动软组织损伤的临床治疗中发现,急性损伤出痧部位较浅,痧的形状较散,痧色呈鲜红或暗红,第2天变青。慢性或陈旧性损伤出痧部位较深,痧的形状成团,经络的反应点(即重点刮拭的穴位)上有结节突出,甚至是血疱,痧色呈紫黑色,第2天变青黑色。急性肌肉拉伤、急性腰扭伤只需一次治疗就能达到痊愈;急性韧带、肌腱的损伤治疗,第一次治疗时,主要经络段及痛点采用补刮手法刮拭,经络反应点采用泻剂,第二次治疗采用平补平泻刮拭,因为这些部位较深,所以需二次治疗才能痊愈。急性关节扭伤同样也需要二次治疗才能痊愈,刮拭手法同上,只是急性关节扭伤不管是第一次或第二次治疗后,第2天关节部位的痛点都会出现水肿现象,这是正常现象。对急性损伤主要经络段及痛点必须采用补刮手法刮拭,经络反应点用泻刮手法刮拭。通过刮拭,改善了损伤局部的血液循环、加速渗出的吸收,以达到消肿散瘀、通络止痛的效果。胫骨骨膜炎、脚底筋膜炎这样的炎症类似慢性软组织损伤,也只需一次治疗而痊愈。对胫骨骨膜炎、脚底筋膜炎的主要经络段必须采用平补平泻手法刮拭,经络反应点用泻刮法。这样可以促进和调整经气的运动,迅速解除经络气血的瘀滞,松解局部组织的粘连,缓解筋脉肌肉的痉挛,消除神经、血管的压迫症状,而达到消炎退肿、缓解疼痛的作用,对疼痛性的炎症有立竿见影的效果。对于陈旧性损伤的腰肌劳损、韧带拉伤、关节扭伤、肌腱损伤基本均需三次的治疗,而且要采用泻刮手法刮拭,对发硬的痛点要重点刮拭,此部位痧特别的严重,因为这些损伤组织已经形成不同程度的粘连、纤维化或瘢痕化。

现代医学认为,刮痧可扩张血管,增加汗腺分泌、排泄,促进血液、淋巴液、组织间液的循环,增加组织细胞供氧,促进激肽、5-羟色胺、P物质等致痛物的排泄和分解,解除肌肉痉挛和疼痛,促进细胞再生和活化,加强新陈代谢。

1. 常用的刮痧器具及介质

(1)刮痧器具:刮痧器具种类较多,材质各异。凡是边缘圆钝、质地较硬但不会对皮肤造成意外损伤的物品都可用来刮痧。如生活中的汤匙、瓷碗边、梳子背儿等都是可就地取材选用的工具。目前市面上也有各种各样的刮痧板出售,多选用具有清热解毒作用且不导电、不传热的水牛角制成,在几何形状上,做成不同的边、角、弯及不同厚薄,施于人体表面皮肤,可方便地适用于人体各部位。

(2)刮痧介质:刮痧通常要用一定的润滑介质,可使用普通介质,如水、香油、食用油等,也可根据疾病寒热辨证采用相应的药用介质。如葱姜汁或肉桂、丁香、川乌、草乌制成的油剂具有温里散寒之功效;红花油可活血祛瘀;提炼浓缩配制的威灵仙油具有祛风除湿的功效等。

2. 刮痧力度

一般来说,刮痧有三种刮拭方法,第一种为按压力大,速度慢;第二种为按压力小,速度快;第三种介于前两者之间,按压力中等,速度中等。

3. 注意事项

(1)刮痧治疗后 24 小时内不能沾水,急性受伤部位没有痊愈不得用冷水冲洗。

(2)刮痧治疗后即饮 350 毫升温开水,使汗腺开泄,邪气外排,活血化瘀,通经止痛,促进新陈代谢,加速代谢产物的排出。

(3)再次治疗宜在痧完全消失后进行。由于涂搽刮痧油,刮出来的痧 3～5 天时间就可以完全消失掉。

热 熨

利用吸热的物体,或拌上某些药物,加热后熨在局部或特定穴位上,适当地移动位置,以达到行气活血、散寒定痛、祛瘀消肿的方法,叫做热熨法。热熨法可以减轻跌打损伤等引起的局部瘀血、肿痛等或运动扭伤引起的腰背不适、行动不便等。

1. 操作方法

(1)铁屑加醋热熨法:取工厂机床刨下的纯生铁屑,用醋或5％稀盐酸,按10∶1的比例渗入,即5千克的铁屑加入250毫升的食醋或5％的稀盐酸溶液,充分搅拌均匀。配好后,放置15分钟,便可装入布袋内,每袋装750克。布袋大小约25厘米×20厘米,最好用粗布或帆布制成,以防磨破。然后将装好的药袋重叠地放在一起,用棉垫保温,待发热至50℃时即可用于治疗。

使用铁屑加醋热熨疗法时,需注意以下几点:①醋的浓度必须适宜,过浓或过稀都会影响铁屑发热。在使用白醋时,最好先做试验,以确定哪一种浓度接近合适。一般陈醋含醋酸浓度高,因此加入醋量应该少些;反之,如果醋的质量差、醋酸浓度较低,则加入的醋量应该多些。②应用铁屑加醋熟熨法的铁屑,可以重复应用。但使用3～4次后,需用铁筛除去已受氧化的铁粉。一般情况下,铁屑可重复使用10次左右,但每次都应加进适量的新铁屑,以确保治疗效果。③每次治疗结束后,都需及时清洗布袋,防止布袋被醋酸侵蚀腐坏。

(2)坎离砂热熨法:用净铁末50千克,米醋3千克,防风400克,当归300克,川芎400克,透骨草400克,加清水3千克配制而成。本法与铁屑加醋热熨法相比,又进了一步,坎离砂热熨法里面加有中草药,通过发热,可充分发挥其药物效能,具有良好的镇痛解痉作用和活血化瘀、祛风散寒、止痛消肿等功效。

(3)葱熨法:根据受伤部位的大小,取葱白150～250克,切碎,然后杵烂,并立即放火锅中炒热。热度应以皮肤能够耐受为准,然后取出敷于施治部位上。冷却后,可再炒热继续熨烙,如此反复2～3次。葱熨疗法适用于跌打损伤后的陈旧性外伤疼痛、气滞血瘀,以及因受寒而引起的小便不畅、慢性膀胱炎、产后腰腿痛等疾病。跌打损伤致肿胀疼痛等应用本法时,需在受伤24小时以后再行葱熨。刚刚发生损伤时,不宜应用此法。对于跌打损伤后瘀积不散,甚至血瘀化热,出现脓肿、全身发热比较明显的病人,也不适用葱熨。

(4)麸熨法:用麦麸或棉籽壳500克炒热,也可加入苍术50克,木香 50 克,乳香 25 克,没药 25 克,再炒 1～2 分钟。炒时可加入一些水,使锅内产生热气,以充分发挥药力。炒好后装入布袋,熨烙患处。

(5)蚕沙熨法:取蚕沙 500 克,黄酒 200 毫升搅拌均匀,分装在 2 个布袋内,放入开水锅内的竹笼上蒸 10 分钟,然后取出,趁热熨烙患处或四肢关节;也可应用炒法,将蚕沙炒热后,再加黄酒拌炒,装袋熨烙。

(6)砖熨法:取青砖 2 块,放于炉口烧红,待砖不烫手时,即用布包好。先在患处垫上 4～5 层旧布,然后把垫砖放上,随着砖热减弱,逐渐抽掉垫布。也可在热砖下放葱白、姜片,或扎上一条浸透陈醋的毛巾,醋浸毛巾上放热砖熨烙,可以充分发挥陈醋的作用。放置葱姜熨烙,多用于手足部跌打损伤后的陈旧性外伤疼痛;用醋浸毛巾砖熨,常用于手部或足部的关节酸痛。

(7)瓶熨法:用 500 毫升的医用盐水空瓶装满热开水,先在患处放上一个装满葱白切成丝的布袋,布袋上再放一块厚布,然后放上热水瓶作局部熨烙。开始时瓶的热度较高,可用手垫上干布或戴上绒手套拿热水瓶做一起一落的反复熨烙,瓶内热度降低后,可将瓶放于患处不动,进行固定熨烙。瓶熨常用于治疗跟骨刺引起的疼痛,或适用于一般性腹痛。

(8)盐熨法:用食盐 250 克,爆炒加热后,加入陈醋 200 毫升,随洒随炒,经均匀地加入锅内后,再炒半分钟。然后马上装入布袋,将袋口扎紧,放于患处熨烙。

(9)电熨法:电熨疗法,常用于过敏性耳炎。采用局部电熨,操作简便,每次只需 2～3 分钟,病人无痛苦,施治后不影响鼻腔的正常功能。一般经过 2～3 次电熨,鼻炎即可痊愈或明显减轻。

2. 注意事项

(1)热熨前局部可涂层薄油脂保护皮肤。坎离砂温度过高时,在砂袋下加布垫,并注意病员的感觉反应,避免烫伤。

(2)随时观察皮肤有无潮红、水疱;烫伤,应立即停止热熨,局部涂以烫伤的药物。

(3)热熨后,病人可在室内散步,但暂时不得外出,要注意避风,防止着凉。

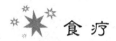

食 疗

跌打损伤即扭、挫伤,是体育运动中常见的损伤。跌打损伤轻者伤及肌肤,多于短期内痊愈,只用通常膳食治疗即可;重者伤筋动骨,创面污染,或出血过多,而致血虚气衰,甚至伤及内脏,生命垂危,病期较长,则需膳食治疗辅佐。

1. 药酒方

(1)红花大黄酒:红花、大黄各等份,白酒适量。将红花、大黄加工成粗末,用适量 50 度以上白酒浸泡 10～15 天,滤去药渣,存酒备用。功能活血消肿。治疗各种扭挫伤,肿痛难忍,活动受限者。用药棉蘸药酒涂擦患伤部,每日 3～5 次。

(2)通络酒:柴胡 15 克,制香附 12 克,当归 18 克,赤芍 6 克,白芍 6 克,松子 12 克,五灵脂 15 克,穿山甲 15 克,甘草 9 克,白酒 1000 克。诸药轧碎,浸于酒中,密封,经常晃动,20 天后过滤去渣,即可。功能散瘀活血。适用于新旧跌打损伤,胸胁瘀肿疼痛。每日 2 次,每次 30 毫升。

(3)紫荆五加酒:肉桂、乳香、没药、木香、闹羊花、羌活各 15 克,川芎、元胡、紫荆皮、五加皮、丹皮、郁金、乌药各 30 克,白酒 500 克。各药共研末,盛纱布袋,置于酒中,隔水煮 1 小时。待凉后,去药袋,酒分做 10 份,备用。功能温通经络,活血定痛。适用于跌打损伤、寒湿疝气、血凝气滞,沉疴久病。每次饮 1～3 份,立见痛止。

(4)河蟹酒:大活河蟹 1 对(雌雄各 1),陈年黄酒 1000 克。用黄酒煮河蟹 30 分钟,取酒分次饮服。功能舒筋止痛。适用于跌伤疼痛。每日 1 次,每次 1 份,温服。服后盖被酣睡 2 小时。

(5)舒筋活血酒:老鹳草 150 克,红花 50 克,桂枝 75 克,牛膝 75 克,当归 50 克,赤芍 50 克,白糖 2500 克,白酒 5000 克。将各药共同捣成粗粒,置酒坛内,倒入 50 度白酒及白糖,密封浸泡,每日晃动 1 次,2 周后开封,过滤去药渣,装瓶备用。功能舒筋健骨,活血通经。适用

于跌打损伤,风湿痹症,风寒麻木,腰膝腿痛等。每日 2～3 次,每次
10～20 毫升,温服。

(6)复方红花酒:当归 50 克,红花 100 克,赤芍 50 克,桂皮 50 克,
白酒 1000 克。将诸药研成粗末,用 45 度白酒浸泡 14 天,过滤,装瓶备
用。药渣可再加酒 500 毫升浸泡,去渣取汁,备用。功能活血祛瘀,温
通经络。适用于跌打损伤。口服:每日 3～4 次,每次 10～20 毫升。外
用:取酒外擦红肿未破皮患处。

(7)茴香补骨脂酒:小茴香 30 克,补骨脂 30 克,肉桂 30 克,黄酒适
量。将诸药共研细末,备用。功能活血理气,益肾。适用于跌打损伤、
腰部疼痛等。每日 2 次,每次取药末 6 克,以黄酒适量调服。

(8)舒活酒:血竭 15 克,三七 15 克,麝香 0.1 克,樟脑 3 克,薄荷
9 克,红花 12 克,冰片 3 克,白酒 500 克。将诸药研粗末,纳干净瓶中,
加入白酒,加盖密封浸泡 10 天,经常晃动。功能活血化瘀,消肿止痛,
舒筋活络。适用于各种新旧闭合性骨折。外用,取药酒涂擦于患处,每
日 2 次,每次 5～10 分钟。

(9)大黄杏仁酒:酒大黄 30 克,杏仁 20 粒,黄酒 1 碗。将杏仁去
皮、尖,与酒大黄共同加工成细末;加入黄酒,用文火煎至六成,去渣,备
用。功能活血化瘀,解毒。适用于从高处坠落,或木石压伤,致瘀血凝
滞,气绝欲死,肿胀疼痛,呼叫不得,以及骨折等。每日 1 次,顿服。

(10)没药鸡子酒:没药 15 克,生鸡蛋 3 只,米酒 500 克。没药研
细;鸡蛋取蛋白去蛋黄;将没药与鸡蛋清混合,加入温热的白酒,搅拌均
匀,即可。功能活血止痛。适用于从高处落下,筋骨疼痛不止。不拘
时,温服 50 毫升。

(11)凤仙花酒:凤仙花 90 克,红花 30 克,白矾 2 克,60 度白酒 100
克。将凤仙花切碎,与红花、白矾同装纱布袋内,扎紧口,浸于白酒中,
密封 20 天,经常摇动,过滤去渣,装瓶备用。功能活血化瘀,消肿止痛。
适用于跌打损伤,瘀血肿痛,风湿关节疼痛等。将纱布浸于药酒中 20
分钟,取出,外敷于伤处;若纱布干时,可随时往纱布上洒药酒液令湿
润。每日或隔日 1 次。

(12)舒筋活血酒:当归 6 克,川芎 3 克,红花 2 克,茜草 2 克,威灵

仙 2 克,白酒 60 毫升。诸药为 1 次量。将各药与白酒同煎,去渣饮酒。功能活血舒筋。适用于闪挫伤,包括皮下组织、肌肉、软组织等挫伤,出现疼痛、肿胀,功能活动障碍等。每日 2 次,趁温顿服。药渣可外敷患处。

(13)化瘀止痛酒:生地黄汁 250 克,丹皮 30 克,桃仁 30 克,肉桂 30 克,白酒 500 克。将桃仁、丹皮、肉桂捣为细末,与生地黄汁同酒煎数 10 沸,取下候冷,去渣,收贮备用。伤损瘀血在腹。每次温饮 1～2 小杯,每日 3 次,不拘时。

(14)三七酒:田三七 30 克,白酒 500 毫升。将三七洗净,切片,用纱布袋包,置酒中密封浸泡 20～30 天即可。功能活血止痛,止血消瘀。用于跌打损伤等。每日 2 次,每次 10～20 毫升。

(15)跌打损伤酒:柴胡、当归、川芎各 30 克,黄芩、五灵脂、苏木、续断、桃仁、赤芍、骨碎补、红花、三棱各 15 克,乳香、没药各 5 克,白酒 2500 毫升。将各药拣干净,置于酒坛中,倒入 50 度白酒,加盖密封浸泡 30 天,滤取清液服用。功能活血化瘀,通络止痛。用于跌打损伤,瘀血肿痛,皮肉青紫等。每日 2 次,每次 15～30 毫升,温服。

(16)活血散瘀酒:骨碎补、刘寄奴、元胡各 60 克,白酒 1000 克。将诸药切碎,装纱布袋内,扎口,放白酒中密封浸泡 15 天,隔日摇动 1 次,过滤去渣,取酒饮服。功能活血通络,散瘀止痛。适用于跌打挫伤,瘀血肿痛。每日 2～3 次,每次 15～20 毫升。

(17)芎七酒:川芎、三七各 20 克,牛膝、生地、薏米仁、羌活、海桐皮、五加皮、地骨皮各 15 克,白酒 2000 毫升。将诸药拣净,置白酒中,密封浸泡,每隔 5～7 天搅拌或摇动一次,30 天后滤取上清液饮服。功能活血化瘀,通络止痛。用于各种关节疼痛,跌打损伤,瘀血肿痛等。每日 2 次,每次 15 毫升,温服。

(18)土鳖虫酒:土鳖虫 7 个焙干,以白酒 30 毫升浸 1 昼夜,去土鳖虫渣。功能破坚逐瘀,疗伤止痛。主治闪腰扭伤。上酒分作 3 份服,日 3 次。

(19)大黄蚯蚓酒:大黄如鸡子 1 枝,蚯蚓屎 30 克,酒 100 毫升,煮取 3 沸。随量服食。主治宿疾在诸骨节及肋胁外不去者。

2. 食疗方

(1)羊血三七末:山羊血 50 克,田三七 10 克共研细末。每次 0.3 克,黄酒适量冲服,日 2 次。功能活血化瘀,消肿止痛。主治外伤瘀血肿痛。

(2)月季花烧鱼肚:水发鱼肚 600 克放锅内,烧沸炖 1 小时取出切块。另锅将鱼肚入鲜汤 1.5 升中煨 20 分钟,去异味。炒锅上火,放麻油烧,下入调料,放鲜汤,汤沸后取葱、姜,鱼肚挤净原汤,放锅内,小火焖 30 分钟调味。鱼肚勾芡,将月季花 1 朵撕在鱼肚上。另 2 朵月季花放盘内,鱼肚起锅,淋上鸡油,盖花上。烧好服食。主治跌打损伤。

(3)月季凌霄粥:月季花、红花各 5 克与黄酒 100 毫升同入杯,置有水的蒸锅中,隔水加热蒸 20 分钟。温饮每次 30 克,日 1 次。主治跌打损伤。

(4)秋海棠花栗子粥:栗子肉 100,粳米 160 克,冰糖 30 克(打碎),秋海棠花 50 克(去梗柄)。栗子肉 100 克去内皮,切碎米粒,与粳米 160 克入锅,加清水适量,旺火烧沸后改小火煮至米熟烂,入冰糖 30 克、秋海棠花 50 克,再用小火熬略煮,熟后服食。主治跌打损伤。

(5)牛膝炖猪肉:土牛膝(倒扣草)100 克加水适量煎 30 分钟,过滤取汁 500 毫升。瘦猪肉丁 200 克与过滤药汁炖至肉烂熟,入冰糖 50 克煮至溶。佐餐食。功能为补肾壮腰。主治跌打损伤,腰肌劳损。

(6)葛根炖金鸡:葛根 50 克,小公鸡 1 只。葛根 50 克加水 700 毫升煎至 500 毫升,滤过取汁。小公鸡 1 只宰杀后去毛、内脏,切块,放锅内用适量油稍炒。兑入葛根药汁、姜丝黄酒,文火焖烂,调入味精、细盐。佐餐食。功能活血解肌,补血壮筋。主治跌打损伤,落枕,颈项痛。

(7)醋公鸡:小公鸡 1 只,米醋小公鸡宰杀后去毛、内脏,切块,放锅内用适量油稍炒。再入米醋 500 毫升,文火焖至米醋剩小半杯。佐餐随意食。功能活血壮腰。主治腰部扭伤。

(8)海棠花蒸茄子:海棠花 50 克,紫茄子 3 个,蒜茸、精盐、味精、麻油、食醋各适量。海棠花入锅,加水适量煎沸,去渣后取海棠花汤汁,与紫茄子共放碗中隔水蒸熟,入蒜茸、精盐、味精、麻油、食醋各适量拌匀服食。主治跌打损伤。

(9)童子鸡栀子花：栀子花 6 朵，香菇适量，小公鸡 1 只，冬笋少许。栀子花 6 朵取瓣，切细末，入碗，加清水、黄酒、味精、湿淀粉拌匀，撒上白糖溶化；香菇适量泡发，切片；小鸡 1 只宰杀，破肚除杂后再清洗干净。酱油、黄酒、生姜片、葱白、白糖调和成汁后，将鸡入调味汁中浸渍 1 小时。然后置大碗中，加冬笋片、香菇片上笼蒸 15 分钟，取出浇上栀子花茸，上笼在蒸 1 分钟熟食。主治跌打损伤。

(10)莴苣子乳没方：白莴苣子 30 克，粟米 6 克，乌梅肉、乳香、没药各 5 克。白莴苣子 30 克，粟米 6 克分别炒香，与乌梅肉、乳香、没药各 5 克共研细末，加蜂蜜少许做丸，每丸 6 克。日嚼 1 丸，温酒送服。功能活血壮腰，消肿止痛。主治跌打损伤，急性腰扭伤。

(11)炸芙蓉山茶：鲜白山茶花 40 朵，鸡蛋 6 个，清水 60 毫升，淀粉 100 克，白糖 50 克，精制植物油 1 升烧热。鲜白山茶花 40 朵去花柄，稍干，保持其花形；鸡蛋 6 个打开，去蛋黄、留蛋清，放碗中，加清水 60 毫升、淀粉 100 克、白糖 50 克，搅匀成蛋清糊。炒锅上中火，放精制植物油 1 升(实耗约 50 毫升)烧热，用筷子夹住白茶花，裹上蛋清糊，逐个依次下入油锅离开火，待油温降低后再上火，炸至浅黄色时捞出温食。主治跌打损伤、烫伤。

(12)四花茶：月季花、玫瑰花、凌霄花、桂花各 1 克与红糖适量同入保温杯，加沸水冲泡，盖紧茶杯盖闷 5 分钟。代茶饮。主治跌打损伤。

伤后康复训练

首先是尽量保持全身和未伤部位的训练，例如一侧肢体受伤时锻炼对侧肢体，上肢受伤时锻炼下肢，立位练习受限制时可进行坐位或卧位练习等，避免伤后各器官系统功能状态和健康状况下降。但应注意负担量要适当，不可单纯以加大未伤部位的训练量来代替已伤部位的负荷。

其次，对已伤部位要合理安排锻炼内容和负荷量，做到循序渐进、个别对待和分期进行。急性损伤的早期，伤区可暂不活动，以免肿胀和疼痛加重;急性症状减轻后,在不引起疼痛或疼痛明显加重的情况下,应及早开始活动,进行功能锻炼。

一般地说,急性闭合性软组织损伤在受伤 24～48 小时后可开始功能锻炼,轻伤无明显肿胀者可提早些;损伤较重,肿胀显著者可稍晚些。基本痊愈后,才能参加正常训练。对慢性损伤和劳损,在安排伤后训练时必须先了解损伤的性质、程度和受伤机制,以及局部组织的解剖生理特点,然后再决定康复训练的形式、内容和局部负担量,从对伤情影响较轻的动作开始,逐步过渡到专项训练,要注意循序渐进和个别对待。负荷量的大小,以练习后无明显疼痛,次日原有症状未见加重为宜,一般约 5～6 天后若无不良反应,才可考虑适当增加负荷量。

第三,功能锻炼主要是加强伤部肌肉力量和关节功能的练习,促进肌肉和关节功能的恢复。恢复性训练的第 1 步是开始一系列的关节可动范围及柔软性的改善练习。其中最为简单、有效的一种方法是静止状态的伸展练习,即关节和肌肉在一定的时间内慢慢地作伸展运动。肌肉力量被分为静力和动力两种。强化肌肉力量的方法主要有 3 种:静力训练法、动力训练法、动静力综合训练法。

静力训练法的练习是关节和四肢不动的前提下,通过肌肉的收缩活动使肌肉力量得到强化。简单地说:就是肌肉发挥的力量比所受的抵抗力量要小或者相等。在恢复性训练的早期阶段使用静力训练法会有非常明显的效果。

动力训练练习法是指针对一定的抵抗和负荷使肌肉的长度缩短、在关节可活动范围内关节的活动使肌肉力量得到加强。

动静力综合训练法从方法上来说就是动力训练法同可变性抵抗训练法的组合。同其他的动力学的练习方法不同的是抵抗能够得到最大限度地调整,这种训练是通过控制其实施速度来完成的。同动力训练法和可变性训练法相比较,动静力综合训练法的优点是练习的速度。徒手抵抗在恢复阶段对肌肉力量的强化有着非常显著的效果。这种方法不需要任何的器械,而且对于特定肌肉的力量强化也最有效果。其训练法同动力训练法相类似。

肌肉损伤前后形态是否大致相同,如果肌肉的粗细没有变化,那么就可进入到肌肉耐力的训练中。肌肉耐力的强化方法与以动力训练法的大负荷、少反复来提高肌肉绝对力量的方法正好相反,即:减轻负荷量增加反复次数。

速度是指肌肉的收缩速度。受伤、变弱、变细的肌肉都不可能很快地进行收缩,如果要获得同受伤前一样的肌肉力量,必须进行提高速度的练习,待患部周围的肌肉力量、肌肉耐力、肌肉速度恢复的时候,各个项目竞技所必须的动作练习也应随之而展开。即技术训练的开始。全身耐力,即体力上最后一个阶段,是从第1阶段柔软性的获得开始就已经进行了。应该看出恢复性训练可以重新创造运动员的身体。

最后,要加强伤后康复训练的医务监督,每次训练都要做好准备活动,伤部要使用保护支持带,训练前、后进行按摩,密切观察伤部反应,及时调整负荷量和练习内容。

附录一 体育运动损伤的预防

发生运动损伤的原因很多,可分为直接原因和诱因。直接原因有思想上不重视、缺乏合理的准备活动、技术上的错误、运动负荷较大、身体功能和心理状态不良、组织方法不当、运动粗野或违反规则、场地设备的缺点、不良气象的影响等。诱因有各项运动的技术特点和局部解剖的生理特点等。常见的运动损伤有挫伤、肌肉损伤、关节韧带损伤、滑囊炎、腱鞘炎、骨骺损伤、髌骨劳损、胫腓骨疲劳性骨膜炎、脑震荡等。主动预防损伤,比发生损伤后再去治疗更为重要。

参加体育锻炼是为了增强体质,增进身心健康。如果在体育锻炼时,不重视运动损伤的预防工作,没有采取积极的预防措施,就可能发生各类伤害事故,轻者影响学习和工作,重者可造成残疾甚至危及生命,并造成不良的心理影响。因此,积极预防运动损伤对广泛开展群众性体育活动,体育教学和运动训练都有重要的意义。

 各类体育运动的预防

1. 田径运动

田径运动包括跑、跳、投掷和竞走。其创伤并不少见,创伤的性质和程度也各不同。同时还有其他运动中所罕见的过度紧张状态及重力性休克(急跑后突然停止,由于心脏失去肌肉活动帮助血液回流的作用,而发生心脏与脑缺血,造成休克)。

(1)短跑运动

①常见创伤:短跑创伤比较少见。在短跑时常遇到的外伤有大腿后部屈肌拉伤、足踝腱鞘炎、跟腱纤维撕裂、断裂或跟腱腱围炎。赛跑时由于急停而引起的髂骨前上棘的断裂、踝关节与膝关节扭伤、大脚趾种子骨骨折等。有时也可以因为起跑坑未垫平而致伤。

②预防:有目的、按比例发展大腿前后肌群的大量、合理安排足尖跑、后蹬跑、碎步跑,充分做好准备活动,训练后充分放松肌肉;要穿着合适的跑鞋;注意跑道的平整。

(2)中长跑运动

①常见创伤:外伤较少,但可以出现过度紧张现象。下肢训练过多,有时可出现胫腓骨疲劳性骨膜炎或骨折。长跑过程中摔倒可发生擦伤,但有时也可因倒在跑道的边沿上或道边的板牌上而发生骨折,也曾有人记载过钉鞋刺伤的病例。马拉松比赛时,由于距离过长,运动员常常发生会阴部及尿道口擦伤,膝外侧疼痛综合征,胫前肌腱鞘炎及足趾挤压伤。

②预防:要穿着合适的运动服装、鞋子;会阴部和大腿根部可涂些凡士林以防皮肤擦伤;选择松软的道路做跑的训练,合理调整运动量,注意跑的动作。

(3)跨栏运动

①常见创伤:跨栏最易发生大腿后肌肉拉伤(包括坐骨结节末端病)、腰痛及髌骨软骨病等。

②预防:应注意训练制度的安排,跨跳姿势的矫正,以及栏的安放位置及方向;加强大腿后群肌肉的伸展性练习,做好准备活动,是预防肌肉拉伤的积极措施。

(4)跳高、跳远、三级跳和撑竿跳运动

①常见创伤:最常见的外伤是踝关节韧带挫伤或骨折、足跟挫伤、膝关节的韧带与半月板损伤、前臂骨折及肩部挫伤。这些创伤的发生,

可见于下列情况:如助跑时撞到别人身上(由于组织不好而冲撞),跑道不平或太滑,沙坑太硬或有石块,坑沿太高;也见过数例因跳高落地时肩部撞地而引起肩锁关节分离的病例。撑竿跳,除上述创伤外,还可因竿的折断或不正确的(头或背)落地,而引起头及脊柱的伤害,但较少见。

②预防:要正确掌握技术动作,训练前要认真检查沙坑、跑道。撑竿跳训练前认真检查竿的质量、跳坑的安全条件,起跳后要注意保护。

(5)投掷运动

①常见创伤:投掷项目常见的损伤是肩、肘关节的肌肉、韧带,严重者还可以引起肱骨骨折,主要是投掷技术动作不正确引起的。铁饼运动员由于经常在膝关节蹲位置支撑、扭转用力,引起髌骨劳损。推铅球时,技术有缺点,球从指间向后滑出,引起掌指关节扭伤。掷链球最常见的损伤是斜方肌拉伤。

②预防:预防方法是注意合理的技术动作,注意掌握运动量。

(6)竞走运动

①常见创伤:竞走运动中,因运动负荷安排不当,膝关节长时间地在一定范围内作屈伸活动,使膝外侧的髂胫束不断地前后滑动,与股骨外髁发生反复摩擦,导致膝外侧滑囊损伤。

②预防:合理安排训练,避免单一的训练方法,防止局部负荷过多,这是预防创伤性腱鞘炎的主要措施。同时,运动前做好充分的准备活动;运动中或运动后,对负荷较大或易伤的部位进行局部按摩或热敷,都有利于该伤的预防。

2. 球类运动损伤

我国球类活动比较普遍,篮球、足球、排球在群众中尤受欢迎,因此,球类活动引起的创伤也很常见。

(1)篮球运动

①常见创伤:最常见的创伤是因跌倒、跳起抢球落地不正确(踩在别人脚上或被踩),急停、急转、冲撞或因场地不平,或场地过滑而引起的急性创伤。外伤最轻的仅仅是一点擦伤,重的可以发生骨折或脱位。

一般较常见的有踝关节韧带的损伤或骨折(往往由于处理不当而变成慢性疾患,经常疼痛妨碍运动)、膝的韧带半月板损伤、指挫伤及腕部舟状骨骨折。另外,在篮球运动中也可发生慢性创伤,其中最影响运动训练与技术发挥的是髌骨软骨病,其发生主要是由于滑步进攻与攻守、急停与踏跳上篮等局部训练过多所致,应引起注意。

②预防:加强全面训练,避免单打一的训练方法,创造合乎标准的场地条件。同时,应注意运动员的过度疲劳状态,以减少发生创伤的可能性。

(2)足球运动

①常见创伤:足球运动是创伤发生率最高的运动项目之一。外伤程度,最轻的是擦伤,重的可以有骨折、脱位及内脏破裂。损伤中除一般常见的擦伤及挫伤外,踝关节的扭伤最常见。其次是大腿前后肌肉拉伤、挫伤,膝关节损伤又次之。其中半月板撕裂,膝十字韧带撕断,髌骨骨折,髌骨软骨病等虽比较少见。

②预防:除加强政治思想工作和全面训练原则外,必须注意使用各种保护装置。训练和比赛时使用绷带裹踝,防止踝扭伤与"足球踝"的必要性,开始时踝的动作因不习惯而不太灵活,但换来的是长久的踝灵活。此外,为了预防肘、膝小腿挫裂伤,也应使用护肘、护膝及护腿。

(3)排球运动

①常见创伤:排球运动的损伤,主要集中在肩部、肘部和脚腕部。肩部最主要的受伤原因便是在用力击球时,"肘关节"超过了"肩关节",使得肩部肌肉和韧带被过分拉长,以出现肌肉拉伤的现象。肘部的伤病俗称"网球肘",其根源是由于"腕部"活动太多而造成的。人体关节中,脚腕部是最易受伤的关节。

②预防:应注意改进错误的技术,遵循训练原则,改善场地卫生条件(场地要平,但不要太硬或太滑),使用厚护膝及护腰。在准备活动时,应特别注意肩、膝、腰、指及腕关节的活动。

(4)棒球运动

①常见创伤:最常见的是肩关节周围的软组织伤,肘骨关节病(投掷肘),肱骨的内髁部骨及肌腱的损伤,以及指挫伤(棒球指)。

②预防：在每次运动之前必须进行适当的肌肉热身和肌肉的拉伸活动。棒球的运动服装应该是合身和佩戴正确；穿着适当的保护装备，如头盔，手套等等；避免劳损，注意训练量和比赛时的不同运动负荷；接球手要求面部戴面具，同时，要求咽喉与胸部之间应该填充保护物；要求每位运动员穿着适当的护具，护踝夹板等等。

(5)乒乓球运动

①常见创伤：常见的有肩袖损伤、肱二头肌长头肌腱腱鞘炎(正手扣杀过多所致)、网球肘(横拍运动员反拍削球练习过多)、肩过度外展综合征(表现为臂丛神经部分麻痹，因肩外展大板扣杀练习过多所致)，以及髌骨软骨病。

②预防：因人而异的掌握运动量，避免"单打一"的训练方法。

(6)网球运动

①常见创伤：网球运动因为没有身体接触，受到的伤害程度也许不如足球、篮球等那么严重，最常见的有擦伤、水疱、瘀伤、扭伤、跟腱炎、跟腱断裂、腰疼、网球肘、肩关节疼、肌肉痉挛、肌肉拉伤、踝部韧带拉伤断裂、膝关节疼、半月板损伤等。

②预防：充分准备活动、加强关节力量练习、正确技术动作，膝关节的保护如变向跑、选合适的鞋子、戴护膝。

3. 游泳与跳水运动

游泳与跳水是受人喜爱的体育活动。然而，初学跳水者若是跳水时不注意安全，很容易发生颈椎损伤事故，造成严重后果，甚至导致死亡。

(1)常见创伤：常见的损伤有游泳肩、背部损伤、头部损伤、颈椎的损伤、膝关节损伤、耳损伤、手腕损伤、骨折、皮肤疾病、呼吸科疾病、胃肠道疾病等。

(2)预防：为了防止颈椎损伤事故，对初学跳水者，首先要加强安全教育，强调跳水及入水的技术要领，不可在浅水游泳池或在未摸清水底情况的江河湖泊中跳水；练习跳水前的准备活动一定要充分，必须将四肢、腰背、头颈、关节充分活动开。

4. 雪上运动损伤

滑雪运动多在高低不平的山地上进行,并且还有从山上急速滑下和跳板滑雪等动作,这些动作较难掌握。如果疏忽,创伤也较严重,甚至造成死亡。

(1)常见创伤:滑雪运动可能发生各种创伤,其中最常见的是膝关节创伤,其次是踝关节损伤、腰椎骨折。此外,滑雪者还常常发生冻伤。

(2)预防:为了预防跳板滑雪时的创伤,必须注意场地卫生设备和用具(跳板、很好的滑雪板及特制的鞋子)。训练时,应先在小的或教学用的跳板上进行,待有了良好的训练和技术水平后,再在大跳板上练习。为了预防冻伤,必须穿上合宜的服装和鞋子。允许滑雪运动的气温标准,决定于城市及所在地区的地理位置和当地居民耐寒程度。在中国的北部,滑雪运动大概可允许在下列气温时进行。

5. 射击运动损伤

射击的枪种及比赛种类很多,创伤较少。

(1)常见创伤:如桡骨茎突腱鞘炎(小口径赛步枪练习时间过长),腰肌劳损或姿势性脊柱侧等(立射或小口径赛步枪练习时间太长,练习过多),尺神经麻痹和肩胛上神经麻痹。另外也常发生震动性耳聋。由于在寒冷的天气或在潮湿的场地上,长时间的静止性卧位练习,也常常引起关节风湿症。

(2)预防:加强一般身体训练,特别是腰肌及上肢的肌力练习;避免一次或多次训练课中单一姿势的射击练习。射击时应使用耳塞,注意保暖,如卧射时应着棉衣,铺厚垫子;做好练习前、中、后的辅助及整理活动。由于射击是一种较静止的运动,准备活动不能出汗,否则易伤风感冒或引起关节风湿症,因而其内容应当是动作缓和。另外,在准备活动中,应注意腰肌及上肢的辅助练习。为了消除练习中的静止性疲劳及防止脊柱畸形,练习中间和练习后练体操或太极拳较好。练习后,消除疲劳的内容也可以包括一些活动性游戏。

6. 摩托车运动损伤

急性伤较多,有的也较严重。

(1)常见创伤:如各种骨折、脑震荡、内脏破裂等。

(2)预防:练习或比赛时必须戴圆壳头盔(不能用坦克盔)、宽皮带、皮衣及皮靴;车辆必须仔细检查有无损坏情况;公路比赛的车道上不能有沙子,比赛前应严格检查并试车;参加比赛的运动员若视力不足0.7、有较重的色盲(不能分辨指示旗的颜色)、脑震荡后不满1个半月或仍有神经症状者,均不能参加。为了预防摩托车创伤,在日常的训练中,还必须注意一般身体的素质训练,其中体操训练使运动员掌握滚翻等灵巧动作,常常能避免因翻车而引起的严重创伤。臂力、腰肌力量及下肢力量的训练也非常重要。例如,下肢力量不够在急转弯时支撑腿就很易引起膝内侧副韧带或半月板损伤,腰肌无力在越野搬车压车(转弯时的反压动作)时就很易劳损等。在专项摩托的练习中,也应注意训练原则。单一动作过多的练习,也能引起肌肉劳损。例如,练习一个方向的转弯过多,由于转弯时为要维持车的平衡,就必须将身体的重心倾向一侧,这样腰的对侧肌肉及膝就很易劳损等。为了避免意外,比赛或练习时必须加强救护工作。

7. 摔跤运动损伤

(1)常见创伤:在古典式摔跤尤其是自由式摔跤时很容易发生常见创伤,膝关节韧带的牵扯和撕裂、肢体和肋骨的脱位和骨折、脑震荡以及其他较小的创伤,如挫伤、擦伤和撕裂伤。其中耳壳挫伤(血肿)、软骨炎及撕裂伤较常见。在中国式摔跤中,除上述创伤外,胫骨的创伤性骨膜炎(踢绊所致)和手的屈指肌腱腱鞘炎(过长时间的抓住对方的摔跤背心),也较多见。

(2)预防:运动员应谨慎地注意自己身体的状况及皮肤,如有擦伤和切裂伤,即须涂上消毒和抗生素药物。在训练和比赛后必须洗澡。垫子套应经常换洗。必须按规定,穿上专门的清洁的鞋。

8. 水上运动损伤

(1)常见创伤:游泳与跳水都可发生意外,其中最严重的是溺死,特别在初学阶段。跳水有时能引起严重的创伤(例如头撞在池底,撞在正在水中游泳者的身上,跳板突出部的打击等)。另外,游泳运动不妥当也会发生一些受伤和事故的情况。如眼球病、皮肤病、外耳炎、腰痛、肩关节痛等症状。

(2)预防:大部水上运动员的外伤,是因一般身体训练安排不当所致,因此,应特别注意一般身体训练的组织方法。

9. 自行车运动损伤

(1)常见创伤:急性伤较多,最常见的是皮肤擦伤、裂伤、脑震荡、锁骨骨折与肩锁关节脱臼等。

(2)预防:要求场地(平坦,比赛时路线应预先检查,设交通哨管理交通)、车辆安装(蛇行橡皮把套,车座要选择大小合适,车辆不能有损坏)、运动员练习或比赛时,必须戴头盔等。

10. 击剑运动损伤

(1)常见创伤:击剑的典型创伤有剑击伤、因长期从事击剑运动肌肉不断地牵拉而引起手膝及肘的慢性创伤、击剑者滑倒摔伤。

(2)预防:运动负荷量应循序渐进,在训练过程中每次持续性击剑时间不应超过 15 分钟。每日练习 2 次,每次 1.5 小时,击剑训练每持续 4~5 天之后,即应改为全身训练 1~2 天,再练习击剑;在练习时应尽量学会放松不必要用力的肌肉,需要用力的肌肉,也只有在必要时再使用,这样就可以节省体力。

自我监督

自我监督又称自我检查,就是运动者在体育锻炼过程中,对自己健康状态和生理功能变化做连续观察,防止过度疲劳和运动性损伤发生,更有利于健康水平的提高。经常地自我监督对于增进信心、坚持科学锻炼,防止过量或不足,对提高锻炼效果和养成运动卫生习惯等都有重要意义。

自我监督的内容包括主观感觉和客观检查。

(1)精神状态:即运动欲望,正常是精神饱满、精力充沛、自信心强,注意力集中。当情绪低落、心情不佳,则厌烦运动,甚至怕锻炼,此时不能勉强。

(2)自我感觉:正常时自我感觉良好,身体无不适感觉。如运动中或运动后感觉异常疲劳,有头昏、恶心、呕吐、全身无力、肌肉酸痛等不良反应时,应查明原因。

(3)睡眠:良好的睡眠就应是入睡快,睡眠深而少梦,晨醒后头脑清醒,精神状态好。如果入睡慢,容易做梦,睡中易醒,日间无力嗜睡,精力不集中,容易疲劳等,表明睡眠障碍。

(4)饮食:体育锻炼能量消耗增大,食欲增加,进食量大。如果运动后不想进食,食量减少,表明运动项目或运动量安排不当、或身体健康状态不良。

(5)排汗量:出汗量如和平时无明显差别时,尿量应无大变化。当轻微活动就会大量出汗时,表明疲劳或某些器官功能不良,特别是有自汗和夜间盗汗现象时,表明身体极度疲劳或有其他疾病。

(6)心率:一般在早晨起床前测定晨醒后的脉搏。脉搏应平衡,锻炼一段时间后会稍有下降。如出现晨脉增快,或心律不齐,可能与疲劳和运动过量有关,应注意观察,适当调整(降低)运动强度或运动时间。

(7)体重:进行耐力运动(中等运动强度)时,体重应该是平稳的。但在锻炼初期,由于水分散失和部分脂肪的氧化消耗,可使体重下降2～3千克,以后因肌肉组织增加,体重还会稍回升而保持平衡。如果体重持续下降,表明有超负荷运动造成的疲劳或患有其他消耗性疾病,应作认真观察、辨别、确认,以便采取相应的纠正措施。

(8)肺活量:有条件时,应在运动前做一次肺活量检查。参加有氧运动后,肺活量会增加一些。如肺活量持续下降则表明肺功能不良。

(9)血压、心电图:在有条件时,或某些患有心脑血管疾病者,应定期检查血压与心电图,并做运动前后对比试验,及时调整运动项目或运动强度,以适应锻炼者的实际需要。

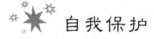

自我保护

熟悉和掌握必要的自我防护知识,认识自我、了解自我,对于预防损伤、减少受伤的频率有十分积极的意义。

1. 运动场所和用具

合理选择运动的场所和设施,对提高运动效果、运动成绩以及预防意外事故都是很重要的。运动过程中时刻伴随着多种危险因素,例如,运动场所狭小时,常发生碰伤事故等;路面不平则是导致跌伤、骨折、扭挫等外伤的直接原因;长期在硬路面上进行运动可引起下肢关节的慢性损伤;运动用具使用不当或用具存在质量问题时也容易发生事故。为了更好地保证运动效果,防止运动操作和运动中的意外事故发生,应该具备完善的运动场所和运动设施。我国目前的体育设施及公园、健身中心等与经济发达国家相比,要贫乏得多,能随心所欲地利用的、完善的运动设施及场地目前尚不多。因此,每个人都应根据自己周围的具体情况而做出合理的选择。因地制宜、因陋就简地选择空气清新的房前屋后及环境安静的公园、学校的运动场等,并应注意多与大家一起锻炼,这样更能增加运动的兴趣性和提高运动情绪,进而保证运动效果。

2. 运动服装和运动鞋

运动服装和运动鞋应符合各项目运动的要求。合适的运动服装和运动鞋是防止运动失误的前提,不应当轻视,因此,运动锻炼时,最好能穿运动服和运动鞋,这样既舒适轻便,有利于做各式动作,又能增加动作美感和自我保护作用。

(1)运动服:要选择宽松、柔软、弹性好的运动衣,还要选择色彩明快、吸水性好的服装。冬、夏装应区别开来,冬季天气寒冷,要穿质地厚的运动衣,以利于运动和保温;夏季炎热,可穿轻而薄或半袖的运动衣,以便于散发热量,如直射日光强时还应戴帽子,并注意尽量减少皮肤的暴露。总之,要根据气候变化选择使用,避免中暑、感冒及紫外线的照射等。

(2)运动鞋:经常慢跑的人,对于运动鞋的选择非常重要,运动鞋质地的好坏,尺寸是否合适,直接影响足部及下肢关节的健康。良好的运动鞋应具备透气性好、鞋面舒适贴脚和鞋底有弹性等特点。透气性不好的鞋,容易孳生细菌,诱发各种脚气病。鞋里面要平滑柔软,脚趾应有足够的伸展空间,避免脚部与鞋帮产生摩擦,以免跑步时脚部被挤压而擦伤。鞋底要有一定的厚度,有较好的弹性,无弹性的运动鞋容易造成下肢关节疼痛。另外,鞋还要轻,结实耐用,鞋底落地时稳定性好等。有脚气、脚癣的人,还应注意穿棉线袜,鞋垫要保持干净,经常洗、晒。

创造经常从事体育活动的条件

实际生活中常有这种现象出现:许多人非常周密地进行了一系列准备工作,结果刚刚开始参加运动不久,就由于某种原因而轻率地中止了运动。现实生活中,能几年、十几年坚持经常性锻炼的人并不很多。造成中断运动的理由主要有:无时间、运动场所远或不理想、同伴中止了运动、没有指导者、家属不支持、健康方面的原因、搬家、调动工作、其他原因等。为了防止出现这种半途而废的运动,可以采取以下措施。

1. 增加对锻炼的兴趣

体育锻炼最有魅力之处在于运动中的乐趣和运动后的爽快舒心之感。为增进健康所进行的体育锻炼,更应选择趣味强的项目,并尽快使锻炼者体验到其乐趣,这一点是很重要的。即使是对健康十分有利的运动项目,但实行起来枯燥无味还不如说是叫人受罪,这样的运动就不能坚持长久。

体育锻炼是一种供人娱乐的形式,也是人类遗传下来的文化遗产。很多人都发现,一旦进入体育锻炼的运动状态,就使人感觉深奥的情趣,指导者和组织者应因势利导,及时把握和激发锻炼者的积极性。一旦人们对体育锻炼产生了兴趣,就会有积极地、全身心地投入,提高强身健体的实际效果。

2. 结交运动伙伴

运动伙伴的存在,对于运动的兴趣和持久性有极大的影响。人是有惰性的,若没有坚强的意志及原动力,独立坚持参加体育锻炼是一件很难的事。若有比较知心的友人、同事、邻居一同参加情况就会是两样,相互的陪伴、指点、鼓励既可增强彼此自信心,又可消除孤独感和单调感。特别是跑步锻炼时,更应多结伴友,增加大家的集体感。这样才能使人精神振奋,运动才能长久坚持下去。

3. 聘请指导者

对于初次参加运动者或对运动经验缺少者,应有指导者现场监督进行运动。特别是对于年老并有某种疾病的人来说,其意义更重要。首先是在安全方面的监督与保护;其次是对运动技术方面的示教与指导;再者,指导者的鼓励及帮助,都可增加运动者的自信心,并使运动场面显得活跃有生机。

4. 制订运动目标

运动的目标及运动的技巧的提高,对每一个参加运动者来说也很重要。每个人都应有一定的既定目标,例如以减肥为目的的运动,应规定其一周间内的体重减少量和 1 个月乃至 3 个月的体重减少量等,经常检验运动成绩,使自己做到心中有数,努力向着目标靠近,可尽早达到运动目的。以增进健康、增加体力、提高运动技巧为目的时,其道理雷同。当运动开始后就应该随着自我感觉有选择地向目标方面靠近,这种感觉可变成明天运动的原动力,为此施行定期的医学检查或体力测验,在客观指标上对健康体力的改善给予确认,也对增加运动者的信心有积极意义。

消除疲劳的措施

疲劳常用"累"来表示，一般来说谁都有过这种体验。人体活动到一定时候时，组织器官乃至整个机体工作能力暂时降低的现象叫疲劳。疲劳又分为身体紧张为主的身体疲劳和精神紧张为主的精神疲劳。无论身体疲劳或精神疲劳，都是大脑皮质的保护作用。内环境变化促进了大脑的保护性抑制，疲劳代表着中枢神经系统工作能力的降低。当肌肉活动到某种程度时，能源物质耗竭；血液中代谢产物堆积、内环境稳态失调等因素，都是疲劳产生的原因。由此可见，疲劳是生命体对内外环境适应所做出的反应，也是一种生理性防御反应。从这种意义出发，重视对疲劳的认识和采取措施消除疲劳有相当重要的意义。

运动时人体产生的疲劳是一种综合性的生理过程。它首先伴有内环境的变化和不同生理功能的失调，从而导致中枢神经系统的保护性反应。疲劳的症状大致包括以下三方面：一是自我感觉方面：如全身疲倦、头重、嗜睡、无力等。二是精神方面：如精神不集中、焦躁不安、没有耐性、情绪低落、无兴趣、经常出差错。三是全身方面：面色苍白、眩晕、肌肉抽搐、呼吸困难、口舌干燥、声音嘶哑、腰酸腿疼等。当机体出现这些疲劳症状时，要及时休息，并对运动内容进行必要的调整，才有利于疲劳的消除。

既然疲劳是由身体活动和精神性刺激的，那么停止进行身体活动和尽快脱离不利环境，无疑是消除疲劳的最好手段。许多研究者将疲劳的消除法划分为两种形式：一种是静止性休息，一种是活性休息（也叫积极性休息）。每一种方法都有对身体有利和不利的一面，正确的方法是两种疲劳消除法要结合使用。静止性休息时，诸如良好的睡眠或安静环境下的静坐，都有助于体内各系统功能的自然调整和大脑细胞的暂时性松弛；有助于交感神经紧张的减缓和副交感神经的兴奋，利于机体休养生息；有助于体力的复原进而促使疲劳消除。但在大多数情况下，用变换肌肉运动的形式（方向）作为活动性休息的手段，对消除疲劳是极其有益的。

1. 积极性消除疲劳

研究证明,在疲劳后变换(整理)运动或做些放松动作,都可达到疲劳消除的目的,这种方法就是活动性休息。

(1)神志昏迷、眩晕及恶心的防止:在运动结束后转入低强度、慢节奏的轻活动,肌肉的泵血功能保持持续状态,机体血液循环系统活动无骤然变化,就能防止以上症状的出现。

(2)防止过度换气:停止剧烈运动后,由于运动时欠下的氧量过多会发生急促的大喘气。当机体转换为轻运动时,氧量的补偿就能达到逐步完成,而不至于出现过度换气现象。

(3)加速血乳酸的排泄:疲劳的原因之一是体内乳酸等酸性物质堆积。通过运动后的整理活动,使流经收缩肌群的血流速度仍不减慢,故能及时地把扩散到血液中的乳酸带走并转化成其他成分,恢复机体的酸碱平衡。另外,乳酸蓄积和氧债密切相关。乳酸消除率提高,氧债的消除也迅速。

2. 简单消除疲劳法

及时消除疲劳,对维持健康和保证正常生活十分重要。因此在日常生活中,注意调节生活节奏,学会一些简易消除疲劳方法,很有必要。

(1)节假日的生活安排:一般的工作周期是一周。而在工作间歇穿插进休息日,是消除疲劳、防止疲劳进一步积累的最合理方法。所以,当劳累时一定要利用星期天,对自己进行调整。星期天与其他节假日的活动要安排得有意义一些。比如,脑力劳动者要尽量去户外活动,体力劳动者要干一些轻松愉快的事,中小学生最好到大自然中去呼吸新鲜空气,老年人应与子孙团圆使精神生活得到满足。

(2)保证睡眠质量:睡眠是机体进行生活、工作、运动的支柱和动力。生活的节奏是极其符合大自然的昼夜规律的,即日出而作日落而寝,这种作息规律使得身体的各功能协调和谐。保证睡眠质量既是维护正常生理功能的必由之路,也是消除疲劳、恢复精力的积极有效手段。

为了保证睡眠的效果,注意以下事项:

①睡眠要有规律:对保证睡眠质量很重要,特别要养成定时入寝与定时起床的习惯。

②保证有足够的睡眠时间:保证青年人睡眠 7～9 小时,儿童睡眠 10 小时以上。

③睡眠不足时应在白天补足:午睡 30～60 分钟能有效弥补夜晚的睡眠不足,恢复精力和体力。

④优化睡眠环境:适宜的居室温度、湿度以及寝具的舒适程度,对睡眠都有一定影响,应予以注意。

(3)从膳食营养的补充:疲劳的一个重要原因是能源物的耗竭。因此,除积极的休息和睡眠之外,还应及时补充膳食营养物质。但要注意膳食平衡原则,不能盲目补充,也不能补充过量。过量的食物还会增加身体的负担,且易造成脂肪的堆积。

(4)沐浴:沐浴使皮肤保持清洁,能改善全身血液循环,加速体内代谢产物排泄和加快疲劳的消除。40℃的温水浴对疲劳消除最理想,入浴时间以 20 分钟左右为宜。此外,涡流浴、桑拿蒸气浴以及各类保健浴,对疲劳消除都有一定积极的作用,但必须掌握科学的入浴方法,适度而止。

(5)按摩:以轻手法按摩效果最明显。按摩促进疲劳消除的机理是通过按揉手法,使皮肤和肌肉的血液、淋巴循环加强,穴位刺激还能疏通经络。应该注意的是按摩时间应限制在 30 分钟左右,手法不宜过重。

(6)音乐欣赏:音乐的奇特功效是令人难以估量的。对未成熟的胎儿,音乐是一种良好的胎教刺激;对一些精神错乱的精神病人,音乐可以缓解他们的躁动;对疲劳过度的人,音乐可使他们全身松弛下来。特别是低音域的音乐和歌曲,能使脑的供血充足、精神放松以及胃肠的消化吸收功能提高,因而也是一种消除疲劳的有效手段。

(7)恢复状况的判断方法:人体是个完整的、有机联系的统一整体。在活动之后,身体所产生的疲劳是综合性的,不仅反映在身体能量物质耗损、生理机能的下降方面,同时也在心理上有一系列反应。而恢复恰好是疲劳的逆向反应过程,为判断机体的恢复状况也应当是全面的、综合的。判断机体恢复的状况,常用自我感觉法、动作技能(协调程度)的分析法、生理机能检查法以及心理机能测定法等。

①自我感觉法:锻炼者在恢复过程中会感到肌肉的沉重、僵硬、酸疼等感觉逐渐减轻或消失。呼吸急促胸部发闷、甚至头晕目眩的现象消失。自我感觉轻松自在,有继续锻炼的愿望。

②动作机能的分析法:当人体疲劳时,动作的协调性受到严重干扰,动作无力,错误增多,动作准确性下降,平衡能力及动作的稳定性都会减弱,而当体力恢复以后,以上现象都会明显好转。

③生理机能检查法:人体的机能从疲劳状态转为恢复时,各器官系统的生理机能都会显著好转,甚至比疲劳前还有所提高。检查时可采用肌肉力量的测定、呼吸肌耐力的测定(肺活量五次测验)、心电图 S-T 段及 T 波的恢复、视觉内光临界频率阈限值的恢复等指标,此外,通过心血管机能的测定也可判断身体的恢复程度。

附录二 灾难逃生术

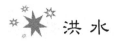 洪 水

洪水是指江河水量迅猛增加、水位急剧上涨的一种自然水文现象。只有当洪水威胁到人类安全和影响社会经济活动并造成损失时，才称为洪水灾害。按地区可分为河流洪水、融雪洪水、冰川洪水、冰凌洪水、雨雪混合水、溃坝洪水等6种。

严重的水灾通常发生在江河湖溪沿岸及低洼地区，遇到水灾应如何自救逃生呢？

(1)注意收听收看天气预报。当天气预报连续报有暴雨或大暴雨时，居住在河谷、低洼地带，沿江沿湖地区的人，就要提高警惕，随时注意灾情的变化，及时采取适当的措施。

(2)在洪水到来之前，按照预先选择好的路线撤离易被洪水淹没的地区。

(3)如果洪水来势凶猛，已来不及撤离时，可爬上屋顶、墙头或附近的大树上，等候救援。但土墙、干打垒住房或泥缝砖墙住房，经水一泡随时都有坍塌的危险，只能用做暂时的避难场所，因此，还应想其他的办法逃生。

(4)如果有可能，可吃些高热量食品，如巧克力、饼干等，喝些热饮

料,以增强体力。避难时,应携带好必备的衣物以御寒,特别要带上必需的饮用水,千万不要喝洪水,以免传染上疾病。

(5)用手电筒、哨子、旗帜、鲜艳的床单、衣服等工具发出求救信号,以引起营救人员的注意,前来救助。

(6)如果水灾严重,水位不断上涨,可借助木板、木床、箱子等可以在水上漂浮的东西逃生,但须注意,不到万不得已不要用这种办法。

(7)洪水过后,不要徒步过水流很快、水深已过膝盖的小溪。

此外,洪水过后,还应按照当地卫生防疫部门的要求,服用预防药物,搞好自己和周围的环境卫生,以预防传染病及防止蚊蝇孳生。

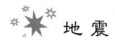 地 震

地震是一种自然现象,是地下岩石发生破裂并释放弹性波传到地表所引起的振动。下面讲述地震发生时如何逃生。

(1)要镇静、沉着,不要惊慌失措,更不要恐惧、绝望,以免导致精神上的全面崩溃。

(2)地震发生时若在平房住宅里,应迅速钻到桌子下,床下或墙根下(勿靠近窗口),也可头顶被褥、枕头、棉衣等。这样,即使房子倒塌,也不会造成很大的伤亡。

(3)如果住在楼房中,除钻到桌子下、床下之外,也可到厨房、厕所去。因为厨房、厕所的房间小,顶板与四面墙体咬结较紧,而且上下水管、暖气管道也能起一定的支撑作用,不至于完全倒塌而被压伤。

(4)如果地震发生时在公共场所(如电影院、舞厅、商场、展览厅等),若距离大门口较近,可迅速离开房屋,到空旷处躲避。若离大门口较远,就不要挤到门口人堆里,以免被拥挤的人群挤伤踩伤;可以先躲到合适的地方(如椅子下、桌下、橱柜下),等人群疏散后再离开。

(5)如果在户外,要避开高大建筑物,赶往没有电线杆和大树的空旷地区。

(6)如果不幸被建筑物压埋,首先要稳定自己情绪,分析自己所处的环境,一方面可以试着寻找出路,但注意切勿在废墟中大喊大叫,以

免吸进烟尘,对呼吸道不利。同时还要节省体力,减少能量的消耗。当听到外面有人经过时,再大声呼喊或发出敲击声让别人来救援。另一方面,要耐心等待救援,努力寻找各种食品、饮料。

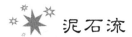

泥石流

泥石流是山区沟谷中,由暴雨、水、雪融水等水源激发的,含有大量的泥沙、石块的特殊洪流。其特征往往突然暴发,浑浊的流体沿着陡峻的山沟前推后拥,奔腾咆哮而下,地面为之震动、山谷犹如雷鸣。

在很短时间内将大量泥沙、石块冲出沟外,在宽阔的堆积区横冲直撞、漫流堆积,常常给人类生命财产造成重大危害。其发生往往是突然性的,发生时让人措手不及,盲目的逃生可能导致更大的伤亡。

(1)沿山谷徒步时,一旦遭遇大雨,要迅速转移到安全的高地,不要在谷底过多停留。

(2)注意观察周围环境,特别留意是否听到远处山谷传来打雷般声响,如听到要高度警惕,这很可能是泥石流将至的征兆。

(3)要选择平整的高地作为营地,尽可能避开有滚石和大量堆积物的山坡下面,不要在山谷和河沟底部扎营。发现泥石流后,要马上与泥石流成垂直方向向两边的山坡上面爬,爬得越高越好,跑得越快越好,绝对不能往泥石流的下游走。

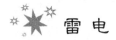

雷 电

雷暴天气是一种自然现象,如同刮风、下雨一样,也可能对人类造成极大的危害,其对人类造成的最大危害是对生命的剥夺。

1. 雷雨来临时在室内

(1)雷电天气时,关紧家中门窗,防止雷电侵入家中。

(2)切断一切电源,拔掉电话插头。

(3)远离金属类管道,如煤气、自来水管道等。

（4）不用喷头淋浴，以免水流导电。

（5）不站在阳台、平台和楼顶上。

（6）不要看电视；不要使用、修理各种电器；不能接打电话。

2. 雷雨来临时在室外

（1）远离建筑物外露的水管、煤气管等金属物体及电力设备。

（2）不要打伞行走，不要将手中物体举过头顶。

（3）不要打球、踢球、骑自行车或狂奔。安静地等待雷雨天气过去。

3. 雷雨来临时在旷野中

（1）人在空旷的地面或水面上会成为所在平面的凸起点而被雷电击中，这时候不要进行户外球类运动，如高尔夫球、足球等。切勿游泳或做其他水上运动。雷雨天气时不要停留在山顶或高楼平台上，在空旷处不宜进入孤立的棚屋、岗亭等。

（2）远离建筑物外露的水管、煤气管等金属物体及电力设备。

（3）不宜在孤立的大树下躲避雷雨。大树潮湿的枝干犹如一个引雷装置，如果用手扶大树，就像用手去摸避雷针一样危险。打雷时最好与树干保持5米距离，下蹲并双腿靠拢。

（4）当站在一个空旷的地方，如果感觉到身上的毛发突然立起来，皮肤感到轻微的刺痛，甚或听到轻微的爆裂声，发出"叽叽"声响，这就是快要被雷电击中的征兆。遇到这种情况，应马上蹲下来，身体倾向前，把手放在膝盖上，曲成一个球状，千万不要平躺在地上。不要用手撑地，应同时双手抱膝，胸口紧贴膝盖，尽量低下头，因为头部较之身体其他部位更易遭到雷击。

（5）看见闪电几秒钟后就听见雷声，说明正处于近雷暴的危险环境，此时应停止行走，两脚并拢并立即下蹲，不要与人拉在一起，最好使用塑料雨具、雨衣，不要使用金属雨具。

（6）如果来不及离开高大物体，应马上找些干燥的绝缘物（非金属物品）放在地上，并将双脚并拢坐在上面，切勿将脚放在绝缘物以外的地面上，因为水能导电。

(7)暴雨天气出门时,最好穿胶鞋,可以起到绝缘的作用。

(8)不要拿着金属物品在雷雨中停留。不要手持金属体高举头顶(如在旷野中打伞,或高举羽毛球拍、高尔夫球棍、锄头等)。丢掉身上佩戴的金属饰品,如钥匙、发卡、项链等,放在 5 米以外的地方。

(9)不宜在水边、洼地停留,水体导电能力好,易遭雷击,要迅速到附近干燥的房子中去避雨。山区找不到房子,可以在岩石下或山洞里避雨。

不宜快速开摩托、快骑自行车和在雨中狂奔,因为身体的跨步越大,电压就越大,雷电也越容易伤人。

如果看到高压线遭雷击断裂,应提高警惕,因为高压线断点附近存在跨步电压,身处附近的人此时千万不要跑动,而应双脚并拢,跳离现场。

不要在打雷时拨打或接听手机,最好关掉手机电源。因为雷电的干扰,手机的无线频率跳跃性增强,很容易诱发雷击和烧机等事故。但公共聚居地都装有避雷装置,人们处在这种环境中相对安全,雷电仅仅会干扰手机信号,顶多也仅是损坏芯片,对人体不会造成致命伤害。一旦处于空旷地带时,人和手机就会成为地面明显的凸起物,手机极有可能成为雷雨云选择的放电对象。

打雷时可躲在有金属顶的各种车辆及金属壳体的船舶内。千万不能将头、手伸出车外。人坐在车内一般不会遭遇雷电袭击,因为汽车是一个封闭的金属体,具有很好的防雷电功能。

4. 雷雨来临时在游泳

(1)突然遇到狂风暴雨、雷电交加,游泳者无法躲避时,必须尽快上岸,千万不要在大树底下换衣。

(2)在空旷的地带不要拉着手奔跑,应彼此隔开几米。雷电袭击时,双手抱膝马上低头蹲下。穿上橡胶、塑料雨衣有一定的绝缘效果。

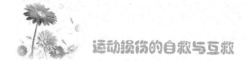

车辆落水

如果万一车辆落水应该怎么办呢？最重要的一点就是尽快离开车辆。

(1)保持清醒的头脑(汽车刚落水后,在车内的人千万不要惊慌,迅速辨明自己所处的位置,确定逃生的路线方案)。

(2)汽车入水过程中,由于车头较沉,所以应尽量从车后座逃生(如为客车直接从最近的窗口逃生)。

(3)如果车门不能打开,手摇的机械式车窗可摇下后从车窗逃生。

(4)对于目前多数电动式车窗(很可能已经短路无法打开),如果入水后车窗与车门都无法打开,这时要保持头脑清醒,将面部尽量贴近车顶上部,以保证足够空气,等待水从车的缝隙中慢慢涌入,车内外的水压持平衡后,车门即可打开逃生。

(5)如果车门和车窗确实无法打开的话,也可以采用砸窗的办法,工具应选用尖嘴槌或类似物品猛砸车辆侧窗。注意两点:挡风玻璃是砸不穿的;侧窗破碎时碎玻璃会连水冲入车内,注意避免划伤。离开车的时候,尽量保持面朝上,这样通常比较顺利。如果汽车有天窗的话,也可以选择砸碎或推开天窗逃生,特别是在车辆未沉没的时候,从天窗逃生是最好的路径。

(6)离车后应尽快浮上水面——如果不会游泳的话,离车前应在车内找一些能浮的物件抓住。如果有条件,可找大塑料袋套在头上(注意不要漏气,没把握的话就不要了),脖子扎紧,塑料袋内的空气可以够上浮的氧气。

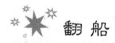

翻 船

在江河湖海上进行水上运动,若遇到巨浪触礁、相撞等意外,都会可能发生翻船、沉船事故。

1. 现场急救

(1)保持镇静,不能惊慌失措。

(2)船上有救生衣、救生圈的,要迅速穿好。若没有救生衣、救生圈,则应以船身或其他能浮动的物体作为救生用具。

(3)若船已翻沉,不要挤作一团,应该分散撤离船只,游向岸边、岛上或其他救生物(救援船艇等)。

(4)若在海上遇难,要注意勿喝海水。因为海水中含有大量的盐分,而人体内需要的盐分很少;如果体内盐分过多,多余的盐由肾脏以尿形式排出,而水分排出过多,就有可能被渴死。这时应努力寻找淡水源(如雨水、岛上的淡水池等),以补充人体的需要。

2. 脱离水面后的急救

(1)首先将湿衣服脱下,用毯子、棉被保暖,并立即将其口、鼻中泥沙等清除。

(2)单纯溺水者,取俯卧位,头朝下,腹部垫枕头,棉被,衣物或用救护者的膝顶住伤者腹部,使胃、肺内的水从口、气管流出。

(3)呼吸停止者,立即口对口呼吸,亦可用简单呼吸器进行人工呼吸,并给氧。

(4)心脏按压与口对口呼吸同时进行。

(5)有出血者进行止血,有创伤者要清创包扎,有骨折者要固定。

(6)充饥的食物也不可忽视。海洋中能充饥的食物是很多的,如鱼、海鸟蛋、海龟、海蛇等,应想方设法捕捉。

(7)设法求救。

空中意外

随着航空事业的发展,乘坐飞机旅行的人越来越多,而空难事故却屡有发生。如果人们掌握一些自救互救知识,这对减轻事故的危害程度能起一定作用。

常见的空中紧急情况有：密封增压舱突然失落、失火、发生机械故障等，这时的应急方法是紧急迫降。紧急迫降大多选择在海上，也可在机场、田野、荒原。发生空中紧急情况时，机组人员会向乘客宣布紧急迫降的决定，并指导乘客如何采取应急处理，如救生衣的用法等。发生空中紧急情况时，乘客应做好以下几点。

（1）保持镇静，听从机组人员指挥，切不可惊慌失措、各行其是。因为机组人员受过专门训练，会对危急情况做出妥善处理，使损伤减少到最低的程度。

（2）如果飞机高度在3600～4000米，密封增压舱突然失落释压，乘客头顶上的氧气面罩会自动下垂，应立即吸氧。

（3）按照规定竖直坐椅靠背，系好安全带，屈身向前，脸贴在垫有枕头之类柔软物的双膝上，两臂抱住大腿，使整个身体处于最低水平位，以减少因惯性而造成的损伤。

（4）迅速将随身携带的锋利、坚硬的物品（如钥匙等）及假牙、牙托、眼镜放在前排坐椅后的口袋内，以避免不必要的损伤。

（5）若机舱内失火，乘客应尽量蹲下，使身体处于较低位，屏住呼吸或用湿毛巾堵住口鼻，有秩序地迅速撤离失火区。

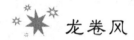

龙卷风

龙卷风是强烈积雨云底部下垂的强烈旋转的象鼻状漏斗形云柱，出现在陆地上叫陆龙卷，出现在水面上叫水龙卷。龙卷的直径为几米至几百米，个别可达1000米以上，一般只有几分钟的时间，其移动距离是几百米至几千米，个别可达100～300千米。龙卷的中心气压极低，比周围低几十至几百百帕，中心气压可低达400×10^2帕以下，因此，龙卷的风速特大，甚至超过100～200米/秒。龙卷中心垂直运动分布也不均匀，中心附近（眼区）为下沉运动，稍往外极强的上升气流可达50～60米/秒。

由于龙卷中心气压低、风速大，所以破坏力很大，能拔树倒屋，能将人及地面物体卷吸上空中，可摧毁地面建筑物。

1. 预防措施

(1)注意媒体报道。例如，广播、电视等。

(2)识别龙卷云。龙卷云除具有积雨云的一般特征以外，在云底会出现乌黑的滚轴状云，当云底见到有漏斗云伸下来时，龙卷就会出现。

2. 应急与对策

(1)野外躲避：当在野外听到由远而近、沉闷逼人的巨大呼啸声要立即躲避。这声音或像"千万条蛇发出的嘶嘶声"，或像"几十架喷气式飞机、坦克在刺耳地吼叫"，或像"类似火车头或汽船的叫声"等。如在野外遇上龙卷，应在与龙卷路径相反或垂直的低洼区躲避，因为龙卷一般不会突然转向。

(2)室内躲避：当龙卷向住房袭来时，要打开一些门窗，躲到小开间、密室或混凝土的地下蔽所，上覆有25厘米以上的混凝土板较为理想。要在东北方向的房间躲避，并采取面向墙壁抱头蹲下姿势。因为西南方向的内墙容易内塌。如没有地下室，应跑出住宅，远离危险房屋和活动房屋，向垂直于龙卷移动的方向撤离，藏在低洼地区或平伏于地面较低的地方，保护头部；可以跑到靠近大树的房内躲避(注意防止砸伤)。

(3)乘车躲避：当乘汽车时遭遇龙卷，应立即停车并下车躲避，防止汽车被卷走，引起爆炸等。

沙漠中遇险

专家们认为能够在沙漠中生存下来，取决于三个相互依赖的因素：周围的温度、活动量及饮水的储存量。

在阳光直接照射下，即使不进行体力活动，人所消耗的水也要比阴影下多3倍。如果人们将水的消耗降低到最低最低的限度，生存下来的可能性便随之增加了。专家们有一句警语："不要与沙漠对着干，而要去适应它。"专家不仅教给人们如何保存体内水分的方法，还教给人们如何在表面上看来滴水不存的地方找地下水源,许多从沙漠死里逃生的人发现,形形色色的仙人掌恰恰是天然的水库。在沙漠中有一种仙人掌据说一次可以挤出 4 升水。许多人恰恰是在仙人掌的阴影下失之交臂,活活地渴死了。若没有仙人掌,很多动物的血,昆虫的汁液都可以用来止渴。

在沙漠中求生有 6 个原则。

(1)喝足水、带足水、学会找水。

(2)要"夜行晓宿",千万不可在烈日下行动。

(3)动身前一定要通告自己的前进路线,动身与抵达的日期。

(4)前进过程中留下记号,以便救援人员寻找。

(5)学会寻找食物的方法。

(6)学会发出求救信号的各种方法。

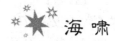

海啸

海啸是一种具有强大破坏力的海浪,这种波浪运动引发的狂涛骇浪,汹涌澎湃,它卷起的海涛,波高可达数十米。这种"水墙"内含极大的能量,冲上陆地后所向披靡,往往造成对生命和财产的严重摧残。

海啸与海底地震有关,可引发高达 30 米的巨浪,在沿海地带会造成巨大破坏。

(1)感觉强烈地震或长时间的震动时,需要立即离开海岸,快速到高地等安全处避难。

(2)如果收到海啸警报,没有感觉到震动也需要立即离开海岸,快速到高地等安全处避难。通过收音机或电视等掌握信息,在没有解除海啸注意或警报之前,勿靠近海岸。

(3)不是所有地震都引起海啸,但任何一种地震都可能引发海啸。当感觉大地发生颤抖时,要抓紧时间尽快远离海滨,登上高处。不要去看海啸——如果和海浪靠得太近,危险来临时就会无法逃脱。

参 考 文 献

1. 费国忠．实用急救学．上海：同济大学出版社,2003

2. 郑霄阳．生活应急救治．北京：人民军医出版社,2007

3. 北京急救中心．现场急救课程．北京：解放军出版社,2005

4. 冯庚．现场急救手册．北京：同心出版社,2002

5. 王惠卿,赵志海．现场急救必读．哈尔滨：黑龙江科学技术出版社,1984

6. 夏玉光．现场急救手册．北京：人民军医出版社,1990

7. 王一镗．现场急救常用技术．北京：中国医药科技出版社,2006

8. 沙格达．家庭应急百科：现场急救指南．天津：天津科技翻译出版公司,2005

9. 李清亚,王晓慧．第一目击者：突发疾病及意外伤害现场救护．北京：中国计量出版社,2001

图书在版编目（CIP）数据

运动损伤的自救与互救 / 蒋龙元，张月华主编. —北京：科学技术文献出版社，2009.2（2025.1重印）

ISBN 978-7-5023-6250-8

（现场急救丛书）

Ⅰ.运…　Ⅱ.①蒋…　②张…　Ⅲ.运动性疾病—损伤—急救—基本知识　Ⅳ.① R873　R459.7

中国版本图书馆 CIP 数据核字（2008）第 203939 号

运动损伤的自救与互救

策划编辑：丁坤善　李　洁　　责任编辑：李　洁　　责任校对：唐　炜　　责任出版：张志平

出　版　者	科学技术文献出版社
地　　　址	北京市复兴路15号　邮编　100038
编　务　部	(010) 58882938，58882087（传真）
发　行　部	(010) 58882868，58882874（传真）
邮　购　部	(010) 58882873
官方网址	www.stdp.com.cn
发　行　者	科学技术文献出版社发行　全国各地新华书店经销
印　刷　者	北京虎彩文化传播有限公司
版　　　次	2009 年 2 月第 1 版　2025 年 1 月第 14 次印刷
开　　　本	650×950　1/16
字　　　数	228千
印　　　张	16.5
书　　　号	ISBN 978-7-5023-6250-8
定　　　价	35.00元